0～100岁
家庭康复百科

顾问 方国恩　牛恩喜
主审 陈立典　彭明强
主编 杜　青

上海科学技术出版社

编委会

周　君（南华大学附属第一医院）

周　璇（上海交通大学医学院附属新华医院）

孟宪忠（上海健康医学院附属浦东新区人民医院）

柏品清（上海市浦东新区疾病预防控制中心）

施冬卫（钦州市妇幼保健院）

姜　峰（新华医院崇明分院）

袁海燕（新华医院崇明分院）

徐灵敏（复旦大学附属中山医院青浦分院）

高彩萍（上海市养志康复医院）

黄　艳（新华医院崇明分院）

黄　琳（广西壮族自治区江滨医院）

黄昭鸣（华东师范大学）

黄蛟灵（上海交通大学医学院）

常冬梅（中国康复研究中心）

韩小丽（上海市崇明区疾病预防控制中心）

景　蓉（延安大学附属医院）

曾　西（郑州大学第一附属医院）

廖立红（柳州市潭中人民医院）

翟　华（上海市养志康复医院）

缪　萍（广州医科大学附属第二医院）

潘　钰（北京清华长庚医院）

潘孜伟（泰兴市残疾人康复中心）

胡才友（广西壮族自治区江滨医院）

孟巧玲（上海理工大学）

罗晓琦（普洱市中心医院）

夏剑萍（新余市妇幼保健院）

李同欢（遵义医科大学附属医院）

庞素芳（西宁市第一人民医院）

秘　书

梁菊萍　杨闪闪　唐昕月

插　图

李　川　吴慧敏　谢秋娟　黄舒蓉　祁永青　朱佳怡

前言

近年来，国家高度重视全民健康，发布"健康中国 2030 规划纲要""健康中国战略""健康中国行动"等系列法律法规文件，以加快推动从"以治病为中心"转变为"以人民健康为中心"，动员全社会落实预防为主方针，提高全民健康素养，医学健康科普在其中发挥重要作用。

康复医学与预防医学、保健医学、临床医学并称为"四大医学"，它作为一门致力于患者身心健康、提高生活质量、增强幸福感的学科，在缓解社会矛盾上有着得天独厚的优势。疾病早发现、早诊断、早治疗、早康复非常重要，康复治疗开始时间越早，康复的机会就越大，发生残疾的概率就越低。康复医学科普通过康复医学与健康促进知识的紧密结合、广泛宣传，把疾病预防、康复护理等知识传播给大众，能有效预防和控制疾病的发生发展，对提升国民健康素养、推动健康中国战略具有重要意义。积极开展康复科普不仅可以让大众全面了解疾病相关康复，更为大家提供了健康生活的建议，提高了全社会康复理念，降低疾病的致残率，让公众获得更科学的医学、健康知识。

本书分为儿童康复与成人康复两大板块，覆盖 0～100 岁全生命周期常见疾病、罕见病、亚健康的居家康复和早期防治知识，符合人群身心发展特点，让民众更了解康复医学，获益于主动健康和科学康复，提升健康水平和生活质量，为不同年龄人群提供有情感、有温度、有人文的优质居家康复百科知识。

目　录

儿童康复篇

成人康复篇

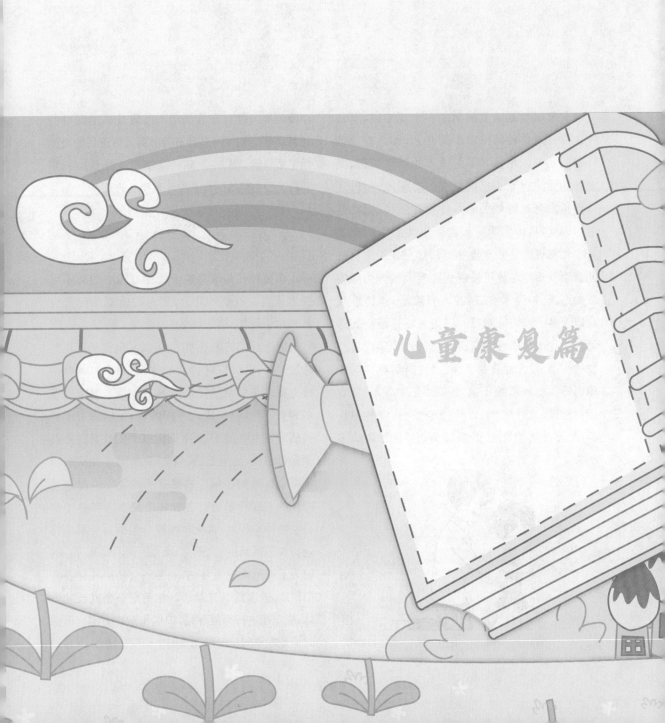

儿童康复篇

第一章

儿童康复治疗

一起认识儿童康复

儿童康复是康复医学的一个亚专科,其治疗主要针对各种特殊需求的儿童,即具有功能障碍的儿童。儿童并不是成人的简单缩影,儿童的功能障碍除了疾病造成的功能障碍外,还应包括发育迟缓相关的各种精神障碍、运动落后。因此,从出生第一天的新生儿到学龄期的青少年都可能是儿童康复的诊疗对象。常见的儿童康复诊疗对象可按疾病类型大致分为肌肉骨骼系统、神经系统、精神发育障碍,遗传性疾病以及各种残疾儿童等。肌肉骨骼系统疾病常见的有先天性肌性斜颈、扳机指、青少年特发性脊柱侧凸、发育性髋关节脱位、骨折后存在功能障碍等。神经系统疾病常见的有高危儿、发育指标延迟、脑性瘫痪、臂丛神经损伤、脊髓损伤等,另外还有自闭症谱系障碍、注意力缺陷多

动障碍等可能存在言语语言障碍及社交问题的儿科疾病。对于一些伴有各方面发育落后的可治性罕见病例如普拉德-威利综合征、成骨不全症、甲基丙二酸血症等同样需要儿童康复的介入。

儿童康复评估

康复评估是贯穿整个治疗过程中的必不可少也是至关重要的环节,所有的康复治疗都应该是始于评估、终于评估。

通过详细的康复评估,可以发现孩子现存的功能障碍,也可以评价治疗效果,并及时调整治疗方案。儿童康复评估的第一步是了解小朋友的病史情况,但与成人不同的是,我们除了了解疾病的发生经过外,还需询问孩子生长发育史甚至是母孕史、出生史、家族史,以便对患儿疾病得到综合有效的了解。根据孩子的实际情况以及存在的主要问题进行各种体格检查以具体了解其功能障碍程度,常见体格检查包括对受累部位进行关节活动度、肌张力、肌力的徒手检测等。同时为了规范化康复评估,通常还会使用各种具有高信度、效度的评估量表。儿童是一个成长的个体,应定期进行康复评估,以优化治疗方案。评估时应兼顾不同年龄段儿童的生长发育特点。

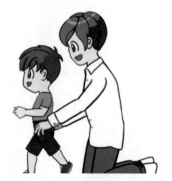
步行训练

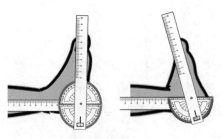

关节活动度评估

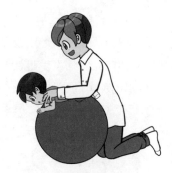

物理治疗

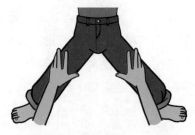

肌张力评估

儿童康复治疗

儿童康复治疗主要分为物理治疗、作业治疗和言语治疗等。其中物理治疗（physical therapy，PT）包括物理因子疗法、运动疗法等。

物理因子疗法是以光、电、磁、压力等各种物理因子的介入来达到消炎镇痛、缓解痉挛的目的，而运动疗法，顾名思义就是通过手法或指令进行被动、辅助主动以及主动运动的方法。

儿童作业治疗的特点是以治疗-教育-游戏相结合，同时重视家庭成员积极参与，营造一个良好的训练氛围。

言语治疗则是针对吞咽、词理解、构音等与言语语言相关的一系列问题，通过手法、卡片、

玩具等各种形式来进行治疗。

床边康复：对于大多数疾病来说，在疾病早期即开展康复介入，可有效阻止疾病进展，减少各种并发症及废用性功能障碍的发生，即康复介入时机越早，其功能恢复可能性越大。床边康复一般针对住院期患儿，当患儿生命体征平稳后即可开展早期康复训练，通常以体位摆放、关节活动度训练、肌力训练为主。如发育迟缓或疾病造成功能障碍的儿童，及时开展早期康复训练可以预防和阻止肌肉萎缩、挛缩和关节强直与骨骼畸形；高危儿出生早期给予多方面刺激（包括声音、语言、游戏等）训练，也可以提高认知行为发育；对于早产儿而言，以喂养训练、姿势管理为主的早期康复治疗，也可以有效改善早产儿生长发育，促进其快速追赶上正常足月儿。

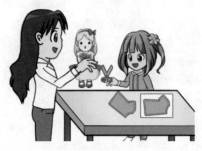

作业治疗

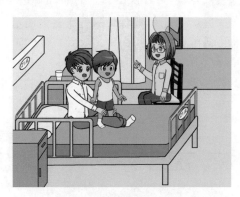

床边康复

门诊康复：门诊康复通常是患儿已经度过

了疾病的急性期,从病房转介到门诊继续进行后期康复的治疗场所。此时,儿童康复治疗目的往往从早期的预防并发症发生过渡到功能的恢复,通常使用不同种类的训练设备、辅助器具等。儿童康复与成人康复最大的区别就在于,康复治疗师会充分利用或改造各种玩具,激发孩子的参与训练的兴趣,以寓教于乐的形式将训练融入到游戏和日常生活中。

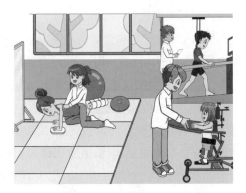

门诊康复

家庭康复: 父母是孩子最好的老师,同样,儿童康复也离不开家庭宣教和指导。家庭康复为孩子提供了简单、通俗易懂的康复治疗技术,提高孩子治疗的依从性,将康复治疗延伸至家庭,使孩子得到连续不断、持久的姿势管理及康复训练,以达到理想的康复效果。为了保证家庭康复疗效,通常建议由固定的照顾者进行孩子的家庭康复训练,既保证家庭康复的质量,又保证家庭康复的持续性。

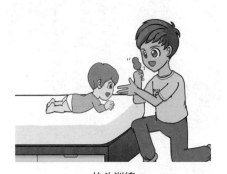

抬头训练

教育康复: 一些精神发育迟缓的儿童,其智力或言语发育往往落后于同龄儿童,而导致其难以及时进入正常学校接受常规教育。对于此类儿童,教育康复显得尤为重要。学龄前儿童一般以医疗康复为主,学龄儿童以教育康复为主。但对于这类孩子,教育康复更应个体化,并与生活化相结合,学习活动要有趣味性,根据不同年龄段特点制定相应的学习计划。目前我国的教育康复一般包括残教结合的一体化教育、特殊教育、康复机构教育、社区教育等多种形式。康复医务工作者应与学校、家长密切配合,利用一切可能条件为孩子获得教育的机会。

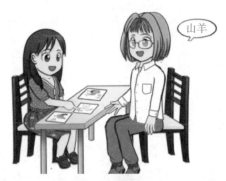

认知训练

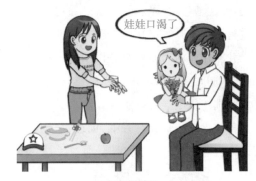

角色扮演法

心理康复: 存在功能障碍的儿童由于身体缺陷和周围环境的影响,常常表现为过于内向、自信较差,甚至自我否定。因此,心理康复对患儿尤为重要,不仅能帮助孩子尽快树立起信心,更能促进他们在躯体功能、认知智力、言语表达等方面的恢复,有利于培养孩子正视现实、积极乐观的态度,具备克服困难的勇气和力量。

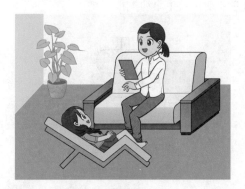

心理康复

康复辅具工程:康复辅具是儿童康复治疗不可或缺的重要角色。物理治疗中常用的辅具有楔形垫、滚筒、训练球、平衡板以及肋木,作业治疗中会用到弹力带、握笔器和各式各样的玩具,言语治疗则常用到咀嚼器、指套型乳牙刷、口部运动训练器等,这些都是辅助康复治疗师完成康复治疗的必备工具。此外,还有用于矫形的辅助器具,如踝足矫形器、矫形鞋、髋外展支具、脊柱侧凸矫形支具等。

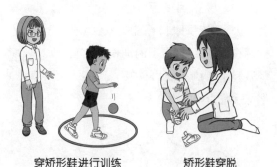

穿矫形鞋进行训练　　矫形鞋穿脱

靳梦蝶、刘晓楠、王姗姗、杜青(上海交通大学医学院附属新华医院)

有趣的儿童作业治疗

康复治疗中的作业治疗,是指针对发育障碍或有其他功能障碍的儿童,通过有目的的训练、游戏、活动等来促进感觉和运动技能的发育,提高儿童生活自理能力和学习能力的方法。

手功能的发育是很重要的,我们经常说的"心灵手巧",也体现了手和智慧的关系,双手的灵活性往往决定孩子将来的生活、学习、工作技能。

而在生活中,家长常常会剥夺了孩子手功能锻炼的机会,给孩子包办了一切,觉得孩子还小,还不到自己动手操作的时候,以后长大了自然什么都会的。

其实孩子3岁前,精细动作发育很迅速,所以我们要抓住这个机会,让孩子尝试用他们神奇的小手去探索有趣的活动,来认识这个世界。下面一起来看看日常生活中,应该怎么给孩子"动动手"。

0~2个月宝宝:让宝宝抓握拨浪鼓,摇动,促进精细动作的发育。

3~4个月宝宝:抓握、摇响玩具,训练手眼协调能力。

5~6个月宝宝:抓握积木或球类,训练抓握能力及手眼协调能力。

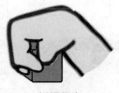

抓握积木

7~9个月宝宝:随意敲打玩具鼓,满足宝宝手的动作的需要,训练手眼协调能力。练习两手交换积木,训练手眼协调能力。推拉拖拉玩具,利用玩具绳把它拉过来,培养孩子解决问题的能力。给盒子或瓶子盖盖子,训练手眼协调能力及双手配合能力。把玩具从小盒子装进拿出,训练手眼协调能力。

10～12个月宝宝:把套圈/套杯按照大小套上去,训练手眼协调能力及认识大小。随意按玩具琴,满足宝宝手的动作的需要,训练听觉刺激和手眼协调能力以及分指能力。穿珠子,训练手眼协调能力。

13～16个月宝宝:推拉的小车、球类、沙包等,促进动作发展。套环、积木、串珠等,训练手的精细动作及手眼协调能力。

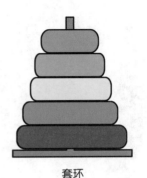

套环

17～24个月孩子:蜡笔,简单的游戏拼图,橡皮泥,假想的厨房用品,插孔玩具,简单形状的排列玩具,简单的拼图玩具。通过玩这些玩具,提高大动作和精细动作的能力、手眼配合能力、手的操作能力等。

3～4岁的孩子:简单的拼图玩具、拼插玩具、中小型的积木、乐高积木、彩笔、串珠,通过玩玩具来提高孩子的动手操作能力、手眼协调能力、双手灵活性,发展孩子的感知觉,促进孩子认知和语言能力。还可以通过扣扣子,系鞋带,拉拉链,使用儿童用拖把、扫帚、簸箕等生活自理能力的培养来提高孩子的手功能。用钓鱼玩具、画板和画笔、投球、套圈等,锻炼小肌肉群及机体协调能力。

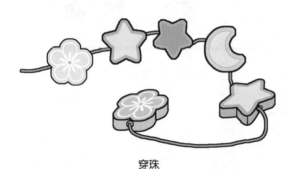

穿珠

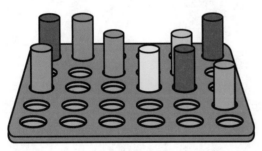

插木钉板

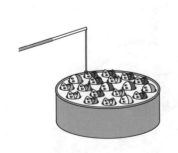
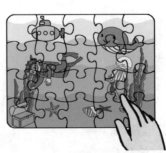
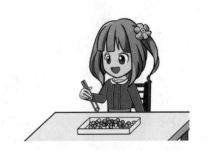

手眼协调能力训练

欧凤珍、廖立红(柳州市潭中人民医院)

适合 0～2 岁宝宝的玩具

玩是孩子的权利，也是孩子的天性，儿童最初的学习方式几乎可以用一个字来概括，那就是"玩"。在无拘无束的玩耍中，孩子不仅丰富了触觉、听觉、视觉、味觉，积累了宝贵的经验，学会了学习，同时也培养了健康的身心。游戏是儿童发展的第一推动力，但是给宝宝选玩具也要根据宝宝年龄及发育特点，进行针对性选择，才能发挥玩具的最大作用。

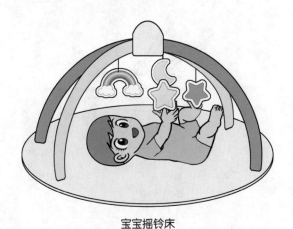

宝宝摇铃床

0～2 个月宝宝

摇响玩具：拨浪鼓、花铃棒等，摇动拨浪鼓，让宝宝寻找声源，训练听觉能力。让宝宝抓握拨浪鼓，摇动，促进精细动作的发育。

音乐玩具：让宝宝倾听声音，训练听觉能力，愉悦孩子情绪。

活动玩具：吸引宝宝的视线，让他追随玩具活动眼球，训练视觉能力。

悬挂玩具：悬挂在床头，能吸引宝宝的视线，发出声音，训练视觉、听觉能力。建议不要挂在一个固定的位置，否则宝宝长时间一直盯着一个地方看，会对眼肌的发育产生不利的影响。所

以，悬挂玩具一定要多变换位置，或者在不同的位置多悬挂一点玩具，这样宝宝不至于总盯着一个位置。

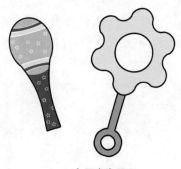

0～2 个月宝宝玩具

3～4 个月宝宝

家庭相册：让宝宝认识自己、父母，训练视觉能力，培养社会情绪。

婴儿床拱架：悬挂各种玩具，便于宝宝抓握、踢打，训练全身的动作及手眼协调能力。

抓握类玩具：抓握、摇响，训练手眼协调能力。

能发出声音的手镯、脚环：戴在宝宝的手腕、脚腕上，增加宝宝活动的兴趣，训练全身的动作。

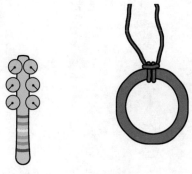

3～4 个月宝宝玩具

适合宝宝特点的图书：读书，培养孩子对书的认识及阅读的兴趣。

5～6个月宝宝

浴室玩具（包括沉、浮玩具）：洗澡时放在澡盆或浴缸里，便于宝宝抓握，增加洗澡的乐趣，训练手眼协调能力和认知能力。

软性积木：认识积木，抓握积木，训练手眼协调能力，提高认知能力。（家长给宝宝搭积木，做出新的造型）。

软性球类：抓握，训练抓握能力及手眼协调能力。

能够发出声音的填充玩具：认识填充玩具的名称，如娃娃、小猫等，提高社会行为和认知能力。

不倒翁：摇晃、试图推倒，训练精细动作。

适合宝宝特点图书：读书，培养阅读的兴趣。

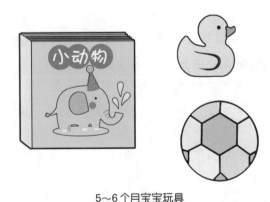

5～6个月宝宝玩具

7～9个月宝宝

拉绳音乐盒：捆在婴儿车上，让宝宝学会如何通过拉绳使音乐盒发出声音，训练手眼协调能力。

玩具鼓：随意敲打，满足宝宝手的动作的需要，训练听觉刺激和手眼协调能力。

积木：练习抓握，训练手眼协调能力。（家长用积木搭出造型）

拖拉玩具：推拉，利用玩具上拴的绳把它拉过来，培养孩子解决问题的能力。

带盖的盒子或瓶子：盖盖子，训练手眼协调能力。

装玩具的小盒子：把玩具拿进拿出，训练手眼协调能力及认知能力。

卡片：认识事物的名称，提高认知能力和语言能力。

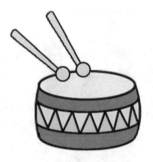

7～9个月宝宝玩具

10～12个月宝宝

球：滚球、踢球，促进大肌肉运动。

爬行隧道：练习爬行、攀登，锻炼身体各项技能的协调能力，提高大肌肉运动和探索能力。

套塔/套杯：把套塔/套杯按照大小套上去，训练手眼协调能力、大小概念、因果关系。旋转套塔/套杯，体会力量与速度的关系。

玩具琴：随意按键，满足宝宝手的动作的需要，训练听觉刺激和手眼协调能力。根据音乐做动作，给宝宝弹一首曲子。

形状分类玩具：认识形状，形成形状概念。

金属丝串珠玩具：上下移动珠子，训练手眼协调能力。

其他：3D早教书、大小形状颜色不同的积木、杯子、壶和其他不易碎的容器等等。

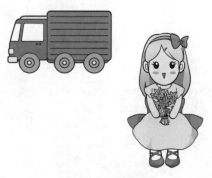

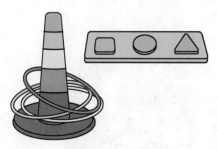

10～12个月宝宝玩具

13～16个月宝宝

发展感知觉和认识能力的玩具：具有不同颜色、形状、质地、声音的玩具。

促进动作发展的玩具：能推拉的小车、球类、沙包等。

训练手的精细动作的玩具：套环、套筒、积木、串珠等。

促进语言和认知能力的玩具：小动物、交通工具、娃娃、小小生活用品、图书等。

训练思维和动手能力的玩具：能玩沙、玩水、拼搭、拼接的玩具。

13～16个月宝宝玩具

21～24个月孩子

颜料，简单的游戏拼图，简单的建筑模型，橡皮泥，假想的割草机和厨房用品，各种角色的木偶，积木，插孔玩具，简单形状的排列玩具，简单的拼图玩具，过家家类玩具，车辆玩具等。

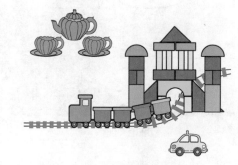

21～24个月孩子玩具

潘福兰、杨小霞、廖立红（柳州市潭中人民医院）

宝宝不会抬头怎么办

孩子粗大运动发育遵循一定规律：2（个月）抬（抬头）4（个月）翻（翻身）6（个月）会坐（开始坐，能独坐通常都是7月后）。抬头是宝宝最早学会的动作，也是宝宝运动发展中的第一个动作。一般来说，2个月左右的宝宝就会开始抬头，头控稳了，肌肉和协调能力发育完善，对接下来的翻身、坐、爬、站打下坚实基础。同时宝宝抬头后视线范围扩大，头部自由活动后新奇的视觉感受让宝宝兴奋，从而激发了宝宝的好奇心，智力也可以得到更大的发展。反之可能会影响到宝宝的整体发展。如果2个多月的宝宝还没有抬头，我们就要帮帮他们。

怎样诱导宝宝抬头

俯腹抬头训练：宝宝空腹时，让宝宝自然地俯卧在妈妈胸腹前，妈妈双手在宝宝的背部按摩促通，宝宝有时会抬头。

俯卧抬头训练：宝宝可以趴在平坦、舒适的床面上（但是不要太软）用语言和玩具引导宝宝抬头。如果头抬不起来，可在宝宝胸下经双侧腋下垫一个小枕头，双上肢放于枕前，高度为双肘屈曲时双手能触及床面。同时，在宝宝的颈项部轻拍刺激，并用带响声的玩具在前面逗引宝宝主动抬头。

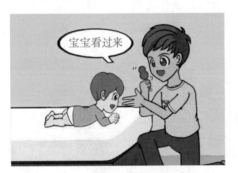

俯卧抬头训练

仰卧前屈练习：让孩子仰卧在30°左右坡面上，家长用两只手掌从肩下方托住宝宝，用物品逗引或家长与孩子对视，对视时，辅助或诱导孩子前屈头部。可根据孩子的情况，调整家长双手固定的位置。

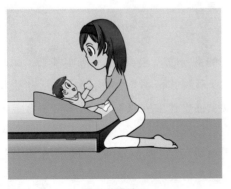

仰卧前屈练习

转头训练：在俯卧抬头或仰卧前屈基础上，拿色彩鲜艳有响声的玩具在前面逗引，将玩具从宝宝的眼前慢慢移动到头部的两侧，这个方法不仅锻炼了宝宝抬头的持久力，而且也锻炼了宝宝颈部的灵活性。

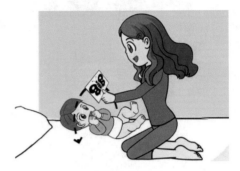

注意力训练

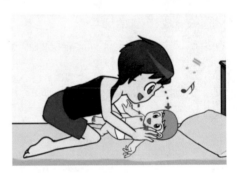

转头训练

训练宝宝抬头的注意事项

抬头练习的准备：要挑选宝宝心情愉快的时候进行，避免宝宝吃完奶后立即进行，防止吐奶，可选取餐前或餐后一小时。

抬头练习的过程：让宝宝俯卧抬头，或者是仰卧抬头，妈妈要用一个色彩明亮、鲜艳带有声音的玩具，叫着他的名字逗引着他，让宝宝抬头寻找玩具。其实不管是用什么道具，目的就是让宝宝从各个角度把头抬起来，除了趴在床上逗他，还可以在抱着他时从上方制造声音逗他。

必要的放松和鼓励：每次训练的时间不需要太长，几分钟就好。宝宝情绪好的时候可以间隔锻炼几次，不想运动时就可以停止锻炼。

冯倩、李晶（嘉兴市妇幼保健院）

孩子总是流口水怎么办

流口水在医学上被称为流涎症，是指口腔中唾液增多，无意地流失、溢出，这在婴儿期出现是正常的。生理性流涎一般在 15 个月到 18 个月左右消失，如果 4 岁以上仍存在流涎，可诊断病理性流涎。

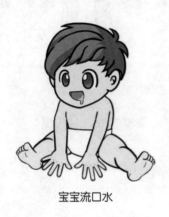

宝宝流口水

孩子为什么会流口水

生理性流涎常见于 4～6 个月龄婴儿，开始添加辅食时，口腔内神经受到食物的刺激，导致唾液腺分泌唾液量明显增多，而此时孩子的吞咽功能较差；6～18 个月乳牙萌出，唾液分泌增加，过多的唾液不能完全吞咽，从而导致不自主地流口水。随着年龄的增长及发育的成熟，流口水的现象到 18 个月左右就会逐渐消失。

各种原因引起的神经肌肉功能障碍是造成儿童病理性流涎最主要的病因，唾液分泌增多、感觉障碍、解剖结构异常等会加重流涎。

另外，病理性流涎见于部分家长不能及时添加辅食，造成咀嚼、吞咽功能发育落后；也见于孩子口腔局部炎症；还有一些家长出于对孩子的喜爱，习惯捏压孩子的面颊部，容易造成腮腺的机械性损伤，导致唾液分泌量增多，超过正常的小儿，从而出现流涎；部分智力低下儿童，由于对面颊肌等肌肉的控制能力不协调，导致闭口不佳或唾液分泌后不能及时吞咽，从而出现流口水现象。

流口水会对孩子造成哪些影响

流口水会对孩子的身体健康、心理健康以及社会交往等方面造成较大影响。流口水易导致孩子口腔及面颊部局部皮肤感染，衣服潮湿，有损孩子外貌形象，造成孩子自卑、自尊心受损、融入社会困难。同时，流口水也可能导致唾液吸入气管，特别是患有严重口咽期吞咽困难的儿童，经常导致下呼吸道感染、进行性肺损伤和阻塞性发作，对呼吸道造成严重影响，加重照顾者对孩子的日常生活护理负担。另外，流口水也会导致体液丢失、营养摄入减少。

如果流口水应该怎么治疗

孩子流口水应该积极就医，进行流涎程度

的相关评估,明确下一步治疗方案。一篇国外关于脑瘫防治干预措施的系统评价中提到针对流涎的治疗:肉毒毒素注射、电刺激结合口腔感觉运动疗法作为强推荐方法,尤其是肉毒毒素注射唾液腺;另外,药物治疗包括格隆溴铵、东莨菪碱等药物,行为干预,口腔感觉运动等治疗也可尝试。

严重的流口水也可考虑手术干预,多采用下颌下腺导管结扎等手段减少唾液分泌,但由于创伤大、风险高,且遗留疤痕,应慎重选择。

孩子流口水家长自己能做什么

行为干预被广泛推荐应用,并且建议在考虑有创治疗之前使用,目的是增加目标行为,例如吞咽唾液、擦拭嘴唇和下巴、改善头部控制以及教授独立管理流口水的方法,包括指导(例如请擦下巴)、提示(例如口头提示吞咽)、积极强化(例如表扬)和/或自我管理(例如吞咽和擦下巴)。具体可见下图。

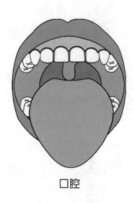

口腔

1. 用冰棒或蘸有不同味道的棉棒刺激口腔黏膜、舌头等,促进孩子口腔感知觉。

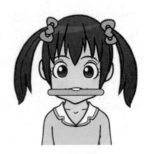

咬合训练

2. 牙齿或双唇咬住压舌板,逐渐延长咬的时长,促进下颌、双唇的闭合能力。

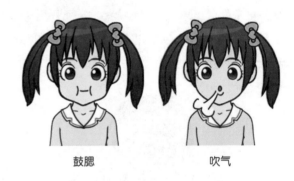

鼓腮　　　　　吹气

3. 进行鼓腮吹气、张口、闭口的训练,改善面颊肌。

4. 保持皮肤清洁、干爽,以质地柔软的棉质毛巾、手帕等及时擦去口水,避免局部皮肤感染。

5. 及时更换口水巾和衣服。

6. 不要随意捏弄孩子的面颊部,以免加重流涎。尤为重要的一点是前面提到的积极强化表扬,鼓励孩子,养成吞咽习惯,做到自我管理,并指导孩子自己擦下巴。

7. 避免不良的坐姿,避免头部歪斜,以免增加流口水的风险。

当然,存在吞咽障碍、流口水严重的孩子,还是需要尽早到医院正规康复治疗。

李三松、朱登纳(郑州大学第三附属医院)

口吃不是罕见病

口吃的起始时间通常介于 2～5 岁,发生率为 4%～5%,终身患病率为 1%,而自发性复原的概率约 75%～80%,且多发生在口吃起始后 6～36 个月之间,称为发展性言语不流畅。

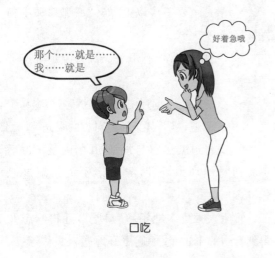

口吃

口吃的具体表现

语言表现:儿童在沟通交流中,常表现出语言不流畅,或在字词间出现中断、拉长、重复等现象。

行为表现:有时候出现一些怪异的小动作,如皱眉头、眨眼睛、耸肩等,严重者会出现逃避、害怕说话的现象等。

心理表现:部分口吃儿童会产生诸如恐惧、焦虑、羞耻、无助等负面情绪。口吃患者所产生的情绪状态,负面的心理和认知是干预和治疗中最难校正的方面。

社交表现:随着他们对自我口吃的察觉,口吃儿童慢慢会逃避视线,避免说话,逃避沟通情景等。并且因为口吃,遭到同学的嘲笑和欺凌,7～12 岁有口吃的小孩诊断有社交恐惧症的概率比同龄儿童大 6 倍。

家长可以做什么

如果孩子年龄在 2～5 岁之间,家族中没有遗传病史,且孩子口吃现象未持续超过 1 年,家长可以继续随访观察,言语不流畅有可能自然消失。因为此阶段的孩子神经生理及语言能力都仍在发展中,还未能很好地表达自身情绪或组织想表达的语言,除了帮助孩子提高语言能力外,还建议此阶段的家长注意与孩子互动的方式,以帮助孩子进行流畅的沟通。

1. 改善家长与孩子的沟通态度,与孩子说话时不着急,用较缓慢的速度、柔和的语调、轻松的态度。父母要给口吃的宝宝提供一个轻松舒适的家庭环境,让他们做力所能及的事,避免给宝宝太大的压力,尤其不要体罚或训斥宝宝。

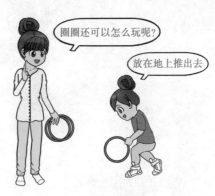

改善沟通态度

2. 尽量减少对孩子说"说慢一点""再讲一遍",要减少打断孩子说话的次数,不需要过多地替孩子完成没有讲完的语句,多等待孩子自己说完。

3. 家长可以多忽略孩子出现口吃的部分,当孩子有流畅说话时多给予鼓励。

4. 给出多一些时间,与孩子进行愉悦的交谈,让孩子感受到家长在认真聆听,在意他说话的内容,而非流畅度的缺点。

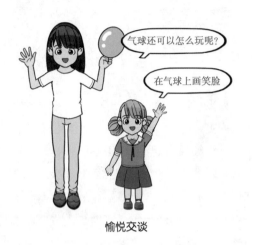

气球还可以怎么玩呢?

在气球上画笑脸

愉悦交谈

5. 随着儿童自我察觉到口吃,我们就需要在儿童对口吃的态度上进行健康的引导。培养口吃小孩的接纳能力,以及健康积极的沟通态度是很重要的。

哪些情况的口吃需要寻求医生帮助

虽然多数孩子只要适当处理,多数可以自然恢复。但是,仍有少数孩子会一直持续口吃的困扰,直至成人期。所以,当孩子有以下征兆时,父母就应加以留意,寻求语言治疗专业人员的协助了。

1. 在日常对话中,词句不流利的现象占50%以上,且持续超过6个月,并有越来越严重的倾向。

2. 说话有不适当的停顿现象,至少2秒钟以上。

3. 语音重复三次以上,如:"那那那那小狗好好好好凶……"

4. 说话时,常伴有甩头、耸肩、顿足等连带动作。

5. 孩子已经感觉到说话的挫折感,会容易生气、害怕或逃避说话,甚至回避对方的眼光等。

6. 父母过度焦虑与紧张,开始因孩子说话不流利对他加以处罚,导致亲子关系渐进恶化等。

希望大家更多地了解"口吃",让口吃患儿得到合适的干预,让他们更好地融入集体,融入社会。最后希望大家对这个群体多一些理解和包容,愿口吃的小朋友都能被世界温柔以待。

施冬卫(钦州市妇幼保健院)

电子产品能帮孩子学说话吗

不知不觉,手机/电视等电子产品已然成为我们生活和工作的必需品,同时也成了孩子的"玩具"。无论是在家里还是在外吃饭,家长都会自觉地把手机奉上,也有家长在孩子哭闹时用以作为安慰,或者作为奖励。手机在孩子面前如此万能,那它能不能教会孩子说话?在言语治疗的工作中,家长常常有很多误解。

A家长:平时上班忙,没时间教孩子说话,就让他/她看电视或者手机的动画片跟着学习说话。

B家长:孩子太小了不会教,教了也不跟着学,就想着给他/她看拼音软件和玩一些认知游戏。

C家长:其他的小朋友看电视/手机/平板,慢慢也会说话了。

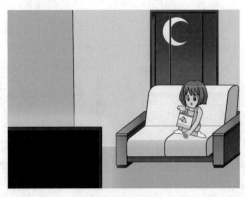

电子产品成了"玩具"

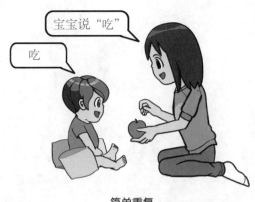

简单重复

有研究指出,常常接触电子屏幕,很少与父母说话的婴幼儿,认知、语言、注意力、睡眠等多方面都受到影响。孩子的语言习得是在双向的互动、模仿和重复的过程中学习的。当我们给孩子一部手机时,就减少了孩子与外界的联系,只专注于"没有表情,没有回应,没有互动"的手机。电子产品里面的动画片语言不能根据孩子的能力进行调整,而且句子比较复杂,不容易理解,不利于孩子早期的语言学习。孩子不理解动画片的情景时,学习到的仅仅只是"机械式语言",不会在生活中运用,无法达到沟通的目的。

模仿:以饮料机玩具为例,宝宝想要饮料时家长示范"伸手要"的动作(大动作模仿),手指捏着饮料送到嘴边的动作(精细动作模仿),喝完饮料后表现出很好喝的样子(表情模仿),同时发出"喝"的声音(声音模仿),喝完后仍在回味(唇部动作模仿)。通过夸张的动作和表情,吸引孩子注意力,增加孩子互动地模仿的兴趣。

语言的学习遵循的原则

双向互动/沟通:以小汽车玩具为例,当孩子想要玩具车时,需要指一指,或者发出声音,以此表达他的需求,之后父母做回应,亲子之间进行互动;尽可能避免让孩子独自玩耍,没有沟通互动的需要,孩子就缺少学习语言的动力。

简单重复:以玩水果玩具为例,每次给孩子切一个水果,跟孩子说:"切"或者"要/吃"均可。在完成的过程中,多次重复需要学习的词汇,孩子就有机会学到这些词汇。而不是一次性把所有的水果名称教给孩子。

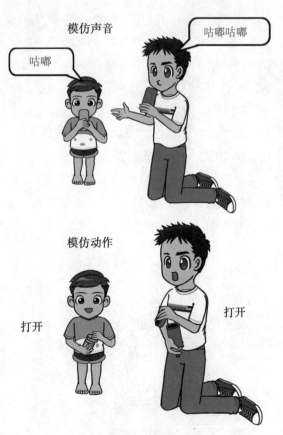

各种模仿形式

电子产品对身心发育的不良影响

所以，引导幼儿学习说话，一定要遵循学习语言的基本原则。同时也要放下电子产品，因为它不但对孩子的语言发展没有帮助而且对孩子整个身心发展都有不利：影响建立良好的亲子关系；影响语言的学习；影响孩子的学习能力。

观看电子产品应控制在适度的时间范围内：世界卫生组织发布的《5岁以下儿童身体活动、静坐行为和睡眠指南》中提出：对于1岁儿童，不建议久坐不动的屏幕时间（如看电视或视频，玩电脑游戏）。2岁以上儿童，久坐不动的屏幕时间不应超过1小时；少则更好。鼓励与看护者一起阅读和讲故事。

总而言之，观看电子产品不仅不能教会孩子说话而且对孩子的身心发展都有影响。玩，是孩子的天性，不要让电子产品阻碍孩子去探索他们的快乐天地。放下手机，全身心地去陪伴他们，互动是孩子学习语言的基础，父母是孩子学习语言最好的老师。

施冬卫（钦州市妇幼保健院）

不可或缺的爬行历程

在现实生活中，我们经常可以看到，很多家长急于求成，在孩子还没有具备站立能力的时候，直接跳过爬行阶段就将孩子放到学步车中，急切地想让孩子学会走路，其实这种方式无异于"揠苗助长"，不但不利于孩子站立行走，甚至会给宝宝的生长发育带来不利影响，降低踝关节稳定性，出现O型腿等。所以，切不可无视孩子的成长规律，人为改变孩子与生俱来开发自己各种能力的天赋，让孩子自然成长，不可干预过度。下面就让我们一起来看看学习爬行的过程对宝宝的重要性吧！

爬行是生长发育过程中非常重要的里程碑，按照生长发育规律，小儿6月龄开始手支撑，8月龄出现有下肢交替动作的腹爬，10月龄开始出现四点位爬行，11月龄就具备了高爬的能力，而这时候就已经逐渐具备了向立位转换的能力，所以爬行是站立与步行的基础。

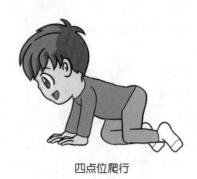

四点位爬行

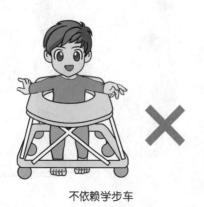

不依赖学步车

增加四肢的肌力及提升核心肌群力量

宝宝爬行是第一次全身协调运动，尤其是

腹爬可以提高手臂的支撑能力,双下肢的肌力及分离,锻炼胸肌及核心肌群的力量。人体的核心肌群是指负责维持脊柱稳定的肌群。四肢力量的增强和核心稳定性的建立更为四点位爬行和站立的发育打下良好的基础。

育。同时,也能激发宝宝的观察力、专注能力。在爬行中不仅能促进头颈部肌肉力量的发展,也能让宝宝的视野更开阔,可以自由观察和探究周围的事物,从而让认知能力得到很好的发育和锻炼。

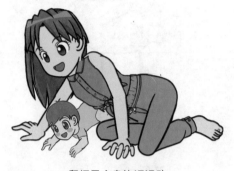

爬行是全身协调运动

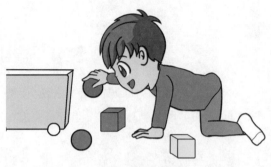

四肢协调能力训练

增加感觉输入,提升感觉统合能力

感觉统合是指大脑将从身体各个感觉器官传来的感觉信息,进行多次组织分析、综合处理、从而做出正确决策、使整个机体和谐有效地运作。而爬行是目前国际公认的预防感统失调的最佳手段,小儿在学会爬行之后可以加速本体感觉、前庭觉、视觉、听觉、触觉等各感觉之间的有效整合,对大脑发育与智力发育有非常重要的意义,所以在宝宝发育阶段应积极利用爬行这一契机,为宝宝生长发育打下良好基础。

在日常活动中,四肢的协调能力是宝宝完成各种动作的基础,而爬行可以很好地锻炼宝宝的四肢协调能力,以及双下肢分离运动的发

提升四肢协调能力

日常工作生活中,经常有家长会问这样的问题:"老师,我的孩子可以跳过爬行的阶段直接练习站立和走路吗? 有的孩子没有爬的过程,也能走呀?"是的,确实有一部分宝宝没有经历爬行就具备了独站独走的能力。但是对于大部分宝宝,尤其是存在运动功能障碍的脑瘫儿童、唐氏综合征儿童、发育迟缓儿童来说,爬行是一项非常重要的成长技能,是不可或缺的,适当的爬行可以让孩子得到更全面的发展。

赵娜、金红芳(青海省妇女儿童医院)

孩子不会写,家长来帮忙

"人之于书,得心应手,千形万状不过曰中和、曰肥、曰瘦",书写对于儿童十分重要,是表

达感觉、想法和意见的一个途径,贯穿儿童的学习和生活的始终。我国有研究显示,至少有

16％～25％的儿童存在书写困难。面对儿童的书写问题时,早发现早训练,并且及时进行针对性的个体化康复训练,可最大程度提高儿童的书写技巧,以满足今后的学习和生活需要。下面我们一起看看家长要如何做,去帮助孩子更好地书写汉字。

手和上肢功能的训练

对于存在神经肌肉问题的儿童来说,姿势和手臂的准备活动是书写治疗中非常重要的一部分。

增加上肢肌力及近端关节的稳定性:使用沙袋(1 kg、2 kg)进行双上肢承重的抗阻训练。

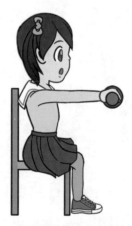

近端关节稳定性训练

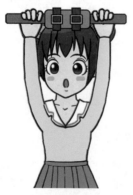

上肢肌力训练

改善手部的整体功能及增加手指力量:握力器训练,用较粗的绳子练习打结训练,捏橡皮泥或拉皮筋训练。

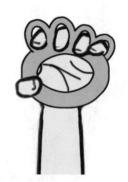

握力器训练

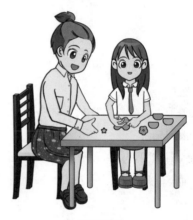

捏橡皮泥

感觉运动的干预:采用不同效果的书写工具(如:毛笔、蜡笔、夜光笔、粉笔等),加强孩子对书写的兴趣或感受,并学会掌握不同书写工具使用时的力度控制。

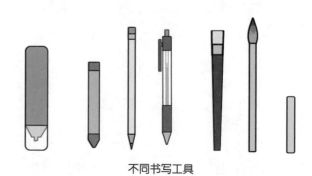

不同书写工具

书写辅助用具的使用：常用的握笔辅助用具（松鼠握、把式握、左右握和鹦鹉握）、加宽口径的铅笔、外部支撑如弹力绷带、夹板等，增加功能性铅笔的稳定性

中，下巴内收，眼睛与笔尖的距离在一尺左右，两肩等高，躯干和骨盆正中，双脚自然平放于地面。

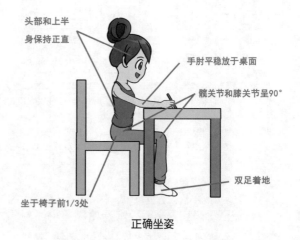

头部和上半身保持正直

手肘平稳放于桌面

髋关节和膝关节呈90°

坐于椅子前1/3处

双足着地

正确坐姿

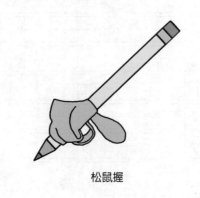

松鼠握

正确的握笔姿势：最佳的握笔姿势为：手腕部尽量伸直，由拇指和示指对指构成一个圆圆的虎口，笔杆靠在虎口上，由拇指、示指与中指三者同时施力控制笔的运动，能够流畅、轻松完成动态的手指动作，不应将书写工具抓得太紧，无名指和小指弯曲以增加手部稳定性。

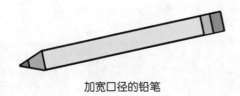

加宽口径的铅笔

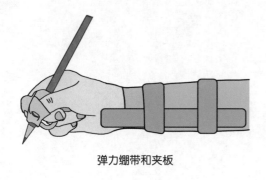

弹力绷带和夹板

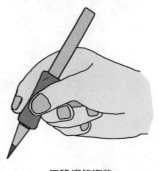

正确握笔姿势

家庭训练过程中的注意事项

正确的坐姿：正确的坐姿是写出好字的基础，不管在治疗过程中还是在家里，一定要注意让孩子在书写过程中保持一个良好的坐姿，最佳写作姿势应为：坐在椅子上，头颈维持在正

重视汉字的基本笔画和字形结构：笔画是汉字的构成和基础，汉字的上下、左右、全包、半包等结构类型应该格外重视。在田字格中合理安排笔画位置，不但能够写好字，还能将写过的字记得更牢固。

汉字基本笔画

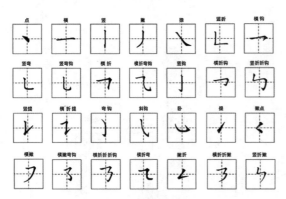

选择合适的字帖

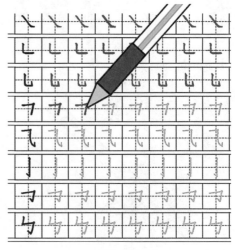

描红练习

重视描红: 小学低年级刚开始学习书写时都会有描红练习, 给儿童选择适合的字帖, 安排好描红临摹练习, 慢慢提升对汉字书写的认识, 感受书写规律, 体会书写要点, 领会技巧, 主动训练。

合理安排时间: 精讲多练、作业量适当, 每日练字时间一般在 30 分钟之内为宜。

李成娇、金红芳(青海省妇女儿童医院)

第二章

肌肉骨骼系统疾病

科学"辨"尖足

通常所说的足踝，即踝关节，又称距小腿关节。

小腿三头肌：腓肠肌——屈膝、使踝跖屈、比目鱼肌——使踝跖屈，防止站立时胫骨向前倾斜。胫骨前肌——使踝背屈、足内翻，其主要作用：承上启下，吸收各种振动、提供机体运动时的稳定性，并在直立步行情况下推身体前进。尖足即站立时足跟抬起，足尖着地，踝关节处于跖屈位，由小腿三头肌张力增高引起。

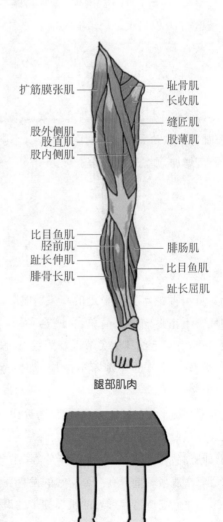

腿部肌肉

扩筋膜张肌
股外侧肌
股直肌
股内侧肌
比目鱼肌
胫前肌
趾长伸肌
腓骨长肌
耻骨肌
长收肌
缝匠肌
股薄肌
腓肠肌
比目鱼肌
趾长屈肌

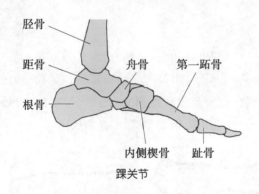

胫骨
距骨
根骨
舟骨
第一跖骨
内侧楔骨
趾骨

踝关节

尖足的分类

生理性尖足：1岁以内正常婴儿，在生长发育阶段会出现一过性尖足。主要在4个月左右扶站立位蹦跳阶段和10个月左右开始持续站立

生理性尖足

阶段,随着生长发育尖足会消失,这种即为生理性尖足。

病理性尖足:往往提示可能存在一定程度的脑损伤或脑发育异常。

1. 小腿三头肌张力增高。存在姿势运动异常及发育落后,小腿三头肌紧张,踝关节背屈活动范围减小,显示肌张力增高。

2. 尖足伴随足内翻。小腿三头肌肌张力增加,胫骨后肌紧张,控制踝关节的肌肉失去平衡,因此常伴有足内翻。

3. 尖足小于4月龄就出现了,且持续时间长(一般8个月以后尖足仍未消失)。

训练策略

生理性尖足:密切随访并进行家庭指导训练;若踝关节被动关节活动时阻力增大,小腿三头肌硬度增加,则需尽早康复介入。

病理性尖足:首先应查清原因并正规康复,通常针对尖足可以采取以下方法。

1. **被动牵拉**:在伸膝位和屈膝位分别对小腿三头肌进行牵拉、踝足矫正板站立、强制性持续关节活动度。

2. **主动牵拉**:患儿蹲站练习、勾脚背练习。

3. **足底感觉刺激**:触觉球、触觉刷刺激和叩击足底内外侧,增加本体感觉输入。

4. **肌内效贴扎**:放松小腿后侧肌贴法:Y型贴法;促进胫骨前肌收缩贴法:Ⅰ型贴;矫正足跟位置贴法:Ⅰ型法。

5. **药物、辅具介入**:A型肉毒毒素注射;高分子绷带矫正;踝足支具。

尖足不可怕,科学了解踝关节,正确认识尖足,做到早发现、早诊断、早干预。

田一勤、刘芸、尚文静、黄浩宇(昆明市儿童医院)

扁平足康复锻炼方法

儿童和青少年为扁平足的高发人群,扁平足的危害不止疼痛那么简单,它既会导致运动受限,还会引起足部其他关节以及踝关节、膝关节、髋关节等关节的连锁不适反应,如发生炎症、关节变形等。

在对待扁平足的问题上,早期预防远比补救性治疗更重要。因此我们应及时去除扁平足的诱因,如肥胖、营养不良、活动不充分等,让患儿足部骨骼在适当负重下有一个良好的发育环境,指导患儿加强维持足弓形态的肌肉韧带的锻炼、避免激烈运动、纠正外八字走路方式等生活习惯。

那么,扁平足的康复功能锻炼方法主要有哪几种呢?

1. 患儿取坐位,足跟踩地,练习双足内翻、外翻、足背屈(即勾脚尖);脚趾屈伸运动、脚趾展收运动;足跟离地,作双足屈(即绷足尖)练习。每侧重复10组训练,每日两次。

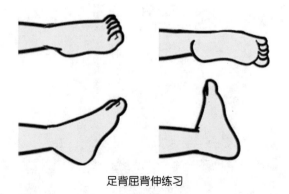

足背屈背伸练习

2. 椅坐位,脚趾钳玻璃球、铅笔、小棒、布片、纸片等物;再进行两足掌心对钳乒乓球、网球等物。每侧进行 10 组训练,每日两次。

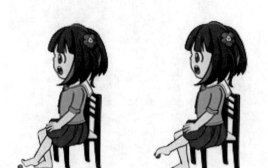

脚趾钳玻璃球训练

3. 坐位或站立位脚蹬圆木练习:赤脚用双足内侧踏在圆木上,连续作前后滚动。前后滚动计为一组训练,每日进行 20 组练习。

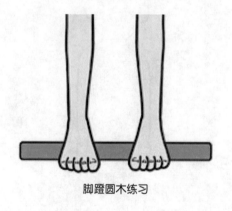

脚蹬圆木练习

4. 坐位下两脚依次抬起向上做勾脚趾、绷足背的练习。在活动的末端进行维持,保持 5 秒后放松,共进行 10 组训练。

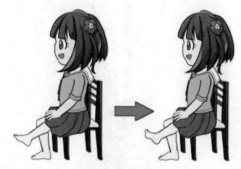

勾脚趾、绷足背练习

5. 直立位时,十个脚趾用力抓地、向脚心方面收紧,脚背弓起,稍停 3～5 秒还原,每日进行 20 组练习。

6. 从全脚掌着地过渡到把脚后跟提起,再成前脚着地然后还原,如此反复进行,进行 20 组训练。

7. 直立位时,两足尖分开如肩宽,双手轻轻扶墙,踮起后跟,同时膝盖和上身保持直立并与墙保持平行,保持 10 秒,再慢慢地恢复后跟着地。重复此动作 10 组。

贾静、于虹(上海交通大学医学院附属新华医院)

认识真假长短腿

有些小朋友走路一瘸一拐,两条腿不一样长。

下肢不等长,俗称"长短腿",在儿童中是比较常见的情况,导致长短腿的原因有很多种,外部原因和自身原因都可能引起长短腿。

如骨折、髋关节脱位、小儿脑瘫、神经受损导致两侧肌力,肌张力不均衡等。日常生活中总是一侧肢体负重,让身体长时间保持一边歪的姿势,长此以往也会导致脊柱及腿型的改变。

炎、骨髓炎、青少年类风湿、膝关节融合术、髋关节置换术；单侧过度旋前或旋后、骨盆倾斜，髋关节错位，肌肉失衡，神经系统损伤（脑瘫、中风）等。

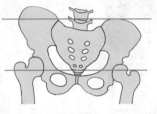

骨盆倾斜

下肢不等长造成人体肌肉骨骼系统不对称，容易造成骨盆倾斜，人体重心偏移至较短一侧下肢。

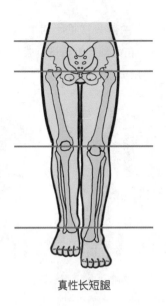

真性长短腿

真性长短腿：真性长短腿又称结构性下肢不等长，结构性下肢不等长是指下肢骨骼结构上的短缩，这是一种固定的骨骼畸形，股骨或胫骨或二者皆有长度差异。

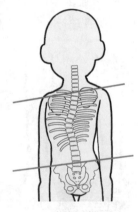

脊柱侧弯

如果患者出现了骨盆的倾斜，腰椎会偏向一侧，这样容易导致患者出现脊柱侧弯。随着患者病情的进展，可能还会出现骨性侧弯的情况。

最终确定是真性还是假性长短腿，不能单看站立或行走的姿势，还要参照下肢全长 X 线片。所以患者一旦出现长短腿，一定要及时去医院，早诊断，早治疗。

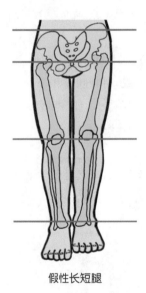

假性长短腿

假性长短腿：假性长短腿又称功能性下肢不等长，即患者检查表明下肢骨骼长度一致，但表现为一侧下肢较短。

下肢不等长原因包括骨骺生长功能障碍（感染、创伤、肿瘤或辐射等）、骨折、脊髓灰质

李游、杨归华、丁易辰（湘雅博爱康复医院）

体锻中易被忽视的运动伤

适当的体育运动一方面可以促进儿童骨骼肌的生长发育,另一方面可增强运动神经中枢的兴奋性,使学习记忆中枢得到充分休息,可缓解儿童的学习疲劳度,有利于提高学习效率。

而有些家长只是盲目地让孩子运动,丝毫不顾孩子的身体耐受度及兴趣,导致孩子不仅没有获得体育锻炼的益处,反而惹了一身病。

本节聊一聊儿童体育锻炼当中易被忽视的运动伤。

皮肤擦伤

在田径与球类运动中,由于人与人之间的活动空间狭小,容易出现绊倒,造成儿童头面部或四肢皮肤与地面摩擦受伤。

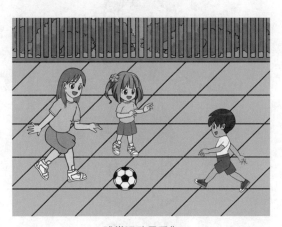

球类运动易受伤

很多家长认为皮肤擦伤是小事,只要没有伤及骨头就行,这种观念是错误的。

皮肤是我们人体最大的器官,与粗糙物进行摩擦后易出现不同程度的破损,擦伤创口的治疗重在创面处理和局部用药的选择,伤口一旦处理不当,极易发生感染,若进一步发展为败血症,后果严重。

孩子出现皮肤擦伤时,需及时带孩子至就近医院进行就诊,医生根据创面情况将进行生理盐水清洗伤口、碘消毒、用药、无菌纱布覆盖等一系列医疗措施。

肌肉韧带牵拉伤

体育舞蹈训练能够激发运动兴趣,多数孩子喜欢跳舞,家长在欣赏时往往忽视教孩子进行跳舞前的热身拉伸运动。当孩子的舞蹈姿势不够正确,或者是舞蹈动作幅度过大时,易使肌肉韧带过度牵拉,造成急性损伤。

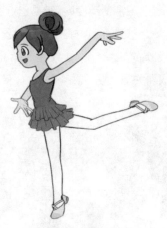

舞蹈训练姿势要正确

出现拉伤后,应让孩子立即停止跳舞,并制动休息,可在疼痛部位用冰或冷毛巾覆盖,有利于小血管的收缩,减少损伤部位的充血及水肿。

若持续疼痛,需及时至医院就诊,检查是否存在肌肉韧带部分撕裂或完全断裂,由医生判断是否给予相应的物理因子治疗或手术。

另外为了避免受伤,应教会孩子在每次运动之前一定要进行拉伸,充分活动开肌肉、关节,减少运动损伤的发生率。

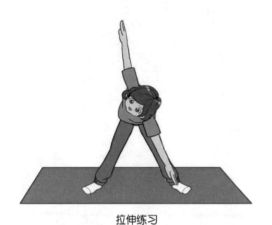

拉伸练习

关节扭伤

踝关节是人体距离地面最近的负重关节,当踝关节超过正常活动度时,极易引起损伤。

在球场上忘我奔跑、挥汗如雨的孩子们,易因挑战各种高难度动作,导致跳起落地时重心不稳,造成踝关节扭伤。

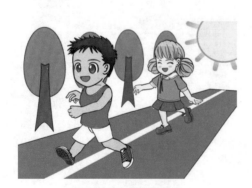

跑步时注意保护踝关节

踝关节扭伤主要症状有扭伤部位的疼痛、肿胀、不稳。

孩子出现踝关节扭伤后,建议局部冰敷,并尽快带孩子就医,通过影像学检查,排除严重的韧带断裂、骨折脱位等可能,并获得专业的诊疗。

关节的稳定性对于体育运动的正常进行起着至关重要的作用,为了保护孩子关节,家长应结合孩子所参与运动的特点,根据可能的损伤部位,为孩子选择合适的保护装置,如手套、护腕、护肘、护踝、护膝等,针对这些部位进行保护,以免发生关节损伤。

骨质损伤

跳绳运动是一项传统的体育运动,由于其游戏娱乐性较强,对于场地、器材的要求较低,常被家长选为家庭运动训练项目,让孩子完成体育锻炼。适当的跳绳运动可促进血液循环、增强体质,长期跳绳能加快肌肉、骨骼生长。

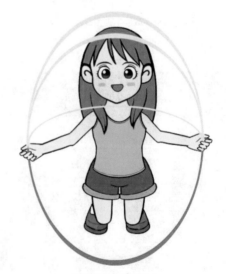

跳绳强度不宜过大

跳绳运动的强度需依据孩子的年龄及身体状态而定,一般以运动时的心率为衡量指标,120 次/分钟以下为小运动量,120～150 次/分钟的运动量为中等,150～180 次/分钟或超过 180 次/分钟为大运动量。建议儿童运动以中小运动量为宜,每天跳绳数量最多不超过 1 000 次。

胫骨结节是膝关节下方正中间凸起的骨头，每一次的屈膝、弹跳都需要大腿的力量作用到胫骨结节上。若跳绳运动强度过大或时长过长，对于骨骺未闭合的儿童来说，易引起骨质的破坏，造成胫骨结节骨骺炎、膝关节损伤等疾病。

心功能损伤

儿童在运动的全过程中，会出现体内血液流速加快、心跳加速。

当运动过度可能导致心肌缺血、心律失常等疾病，出现胸闷胸痛、恶心呕吐、头晕、呼吸困难等症状，甚至出现心脏骤停的运动性猝死。

在儿童参加剧烈运动项目之前，应针对性地对儿童进行心电图及心脏超声等检查，防止身体存在潜在的疾病而意外付出生命代价。

体质较弱的孩子进行体育训练时，家长应从增强其心功能和肺活量着手，循序渐进地增加训练强度。

在运动中遇到损伤，家长不要慌乱，做到冷静处理，及时送医就诊，寻求专业治疗。

孟宪忠、任敏（上海市浦东新区人民医院）

O 型腿能自然纠正吗

O 型腿是一种常见的儿童下肢畸形，O 型腿不仅仅影响美观，而且影响儿童的运动功能。某些地区流行病学研究调查显示，小儿在生长发育过程中，学龄前儿童膝关节畸形女孩发病率为 35.6%、男孩发病率为 41.8%，重度的占 3.3%。特别是较重的患儿，不及时矫治，会留下一定的后遗症。

什么是 O 型腿

O 型腿医学上称为"膝内翻"，又称"罗圈腿"，或"弓形腿"。是膝关节冠状面的一种畸形，角度超出了正常值范围，患儿双侧踝关节靠拢后，股骨内髁之间留有间隙，膝关节以上外旋，膝关节以下向内翻转，踝关节面向内倾斜。程度轻的会影响美观。而长期的膝内翻则会造成下肢生物力线的紊乱，如致髌骨异常磨损，还会影响身体的力学平衡，严重则有可能导致膝关节损伤，造成腰椎、颈椎的相关疾病。

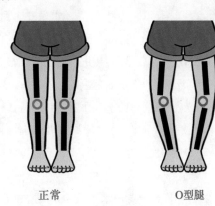

正常　　　　　O 型腿

腿型

将患儿置于平卧位或者负重站立位，两踝关节互相靠拢，而两膝关节不能靠拢，用皮尺测量膝关节的距离，也称为"膝间距"。用"膝间距"来衡量其轻重程度。一般认为，膝间距在 3 cm 以内的为轻度，3～6 cm 之间的为中度，6 cm 以上者为重度。

如何区分生理性和病理性O型腿

O型腿在儿童发育过程中出现的原因可以分为生理性和病理性。大部分属于生理性O型腿，少部分属于病理性O型腿。

新生儿和婴幼儿轻、中度O型腿常常是小儿发育过程中的一个现象，这可能是胎儿下肢在宫腔内体位的一个延续现象。胎儿在子宫内，整个身体呈蜷缩状，双腿和双脚都是环形、呈O形，在出生后的一段时间内仍会保持这种弧度。

随着患儿学会站立、走路，下肢承受的重量会逐渐增加；随着负重应力作用，为了适应生理需求，大部分患儿下肢O型腿会自我矫正，O型腿畸形逐渐消失。

我们可以从以下几方面判断是否是生理性O型腿。

1. 从年龄看，患儿下肢外观与年龄段是否一致，新生儿可有中度O型腿，6个月可有轻度O型腿，2岁时双下肢力线正常。如果6个月患儿还存在有中度O型腿，2岁以后还存在有O型腿，那么我们可以认为患儿下肢外观与年龄段不一致，出现了病理性O型腿。

2. 从双下肢发育对称性看，生理性O型腿者双下肢呈对称性发育。如果出现不对称发育，呈D型腿发育，可以认为是病理性O型腿。

3. 从内外踝连线与水平线夹角看，正常夹角呈15°左右，如果患儿存在有O型腿，内外踝连线与水平线夹角异常大于15°，需要警惕是病理性O型腿。

O型腿的治疗策略

O型腿以双侧者居多，偶有单侧畸形。患儿站立时畸形较坐位和平卧位时明显。O型腿患儿行走时常有摇摆步态和轻度足尖内指，大腿外旋及髌骨指向外侧更明显，跑步时更容易摔跤。

由于下肢负重力线异常，患儿有时感膝部或小腿疼痛。增加活动量后，晚间感觉下肢疲乏更明显，膝部疼痛加重。成年后罹患退行性关节炎比正常人出现得更早、更严重。同时O型腿也会影响体态美观。

治疗原则：发现生理性O型腿，家长们可以密切观察患儿的体格发育，如果2岁左右获得自我矫正，则不需要干预。如合并有膝反张、扁平足、内八字、足内翻、骨盆倾斜等问题，则需要尽早干预。患儿出现病理性O型腿，应尽早查出病因，尽早治疗。

治疗方法如下。

1. 一般治疗：补充足够的维生素D及钙剂，多喝牛奶，多晒太阳，可以一天晒两次太阳，每次不少于半小时，必要时可以增加户外运动。

2. 推拿治疗：患儿采取平卧舒适体位，操作者一手固定一侧踝关节，另一手从大腿外侧股骨大转子处揉至踝关节外踝处10分钟。点穴取环跳、足三里、阳陵泉、伏兔、上巨虚、昆仑，每天一次，10次一疗程。另一侧下肢推拿手法同上。

3. 牵伸治疗：患儿采取平卧舒适体位，操作者一手固定患儿一侧踝关节，另一手置于患儿同侧膝关节，同时内旋大腿，保持1分钟。

操作者一手固定患儿膝关节，另一手置于患儿同侧踝关节同时外旋小腿，保持1分钟。

操作者一手固定患儿一侧踝关节，另一手置于患儿同侧足部内侧并外展足部，保持1分钟。

操作者双手置于患儿一侧踝关节，辅助者固定骨盆适当力度纵轴牵伸保持1分钟。每天一次,10 次一疗程,另一侧下肢牵伸方法同上。

4. 运动治疗:采用弹力带自制弹力圈,周径及弹力适度,置于患儿双侧膝关节处,嘱患儿自由活动,避免摔跤,活动至 10 分钟。教会患儿"W"跪坐,注意足部处于外展位,每次跪坐 5 分钟,每天多次,必要时协助患儿跪坐。症状改善后,避免"W"跪坐。

5. 矫形器治疗:采用专业定制的矫形器及矫形鞋或鞋垫。由于患儿配合程度较差,建议家长给患儿晚上穿戴矫形器,白天穿戴矫形鞋,疗程通常最少半年。

6. 手术治疗:对于严重 O 型腿或保守治疗不佳患儿,建议到外科就诊,必要时手术治疗。

预防策略

预防 O 型腿的最好方法就是顺应婴儿自然发展规律。平时让孩子多趴着,锻炼其颈、腰、背部肌肉和协调能力;6～9 个月时,孩子开始试图坐,慢慢能坐稳。从坐稳到逐渐会扶着站、自己站、扶着走、自己走,此间最好不要过多地干预。

O 型腿是一个自然变化过程,很多家长认为孩子长大以后就会自然纠正,忽略了孩子不同年龄段腿型也随之变化。一旦发现 O 型腿,建议定期到康复科评估,在专业人员的指导下密切监测孩子腿型变化。发现有病理倾向,应及早干预。康复治疗相对手术来说风险小,费用少,但需要孩子主动或被动治疗,疗程较长,需要长期坚持。

陶广林、陈科、许建文(广西医科大学第一附属医院)

小腿合不拢可能是 X 型腿

X 型腿在医学上称为"膝外翻"。是指在自然站立或双下肢自然伸直时,两侧的膝关节的内侧能够靠拢,但是与此同时,踝关节内侧不能靠拢而出现空隙的一种畸形疾病。从前方、后方看两腿的外形就像是英文字母"X"。

2～6 岁的学龄前儿童具有轻度的 X 型腿属于人体生长发育的正常现象,大多数能够随着宝宝的正常发育而自然矫正。但是,随着年龄的增长,这种情况若一直持续存在或者恶化,就需要及时就医。这种腿部的畸形不仅影响形体美,对于人体健康也有较大的影响,容易导致骨膝关节炎,需要对这种腿型进行矫正。

目前已知的有 40 多种疾病可以引发 X 型腿。常见的病因主要包括先天遗传、后天营养不良、幼年坐或行走姿势不良、创伤骨软骨发育不良、下肢肌肉力量不平衡等。

X 型腿的诊断

生理性 X 型腿一般出现在 2～5 岁,且在 4 岁左右最为明显,出现生理性 X 型腿的孩子,两腿的弯曲程度是对称,身材也正常。

但如果有以下这些情况往往提示病理性 X 型腿,需要尽快带孩子到医院请医生检查:

1. X 型腿的出现不在 2～7 岁。

2. 四五岁后情况没有随着年龄的增长而好转,甚至反而恶化。

3. 单侧出现膝外翻。

4. 双腿弯曲不对称。

5. 膝盖疼痛或走路时膝关节突向内侧。

6. X型腿症状非常明显（双膝并拢时双踝间距＞8 cm）。

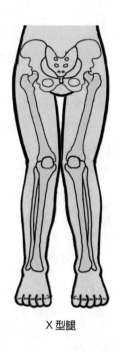

X型腿

X型腿的预防

1. 定期体检：定期体检可以帮助妈妈了解宝宝的发育情况，也能及时发现生长过程中的异常。半岁以前的宝宝每个月体检一次，半岁以后每2个月体检一次，1岁之后每3个月到半年体检一次。

2. 适当补充维生素 D：维生素 D 影响钙磷的吸收和贮存，具有抗佝偻病的作用，所以应该在医生的指导下，适当补充维生素 D。

3. 别让宝宝过早学走路：宝宝骨骼中有机质多、钙盐少，过早让宝宝学站、学走路，或过早使用学步车，只会使其腿部承受太多负担而出现腿形异常。平时也不要让宝宝养成双下肢跪坐的习惯，更不要长时间保持一个方向的睡姿或坐姿。

4. 大年龄孩子，特别是青少年，尽量避免经常性参加橄榄球等对抗性强的运动。

X型腿的治疗策略

生理性膝内外翻不需要任何处理，也不用使用夹板或者支具，对于病理性的原因，骨科医生建议查明原因，积极治疗原发病，当畸形严重需要矫正时可以骨科治疗。

X型腿的锻炼原则是：训练股四头肌（尤其是股内侧束），臀部肌肉以及腹部肌肉力量；放松髂胫束；改善扁平足。

家庭锻炼方案如下。

1. 靠墙蹲并且夹皮球（锻炼股四头肌）：背靠墙，屈曲膝关节，髋关节分别达到90°，两手自然放在身体侧边。两腿与肩同宽。两膝中间夹一个小皮球，不要让小皮球掉地上。坚持30秒为一次，每组做3次，每次之间间隔1～2分钟，每天做2～3组。

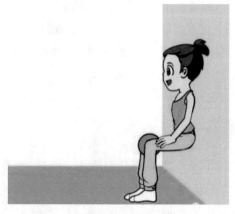

股四头肌训练

2. 螃蟹爬（锻炼臀中肌）：利用合适弹力的弹力带系住脚踝，两腿稍微屈曲，两腿分别向侧方来回移动，锻炼到两侧的臀中肌。

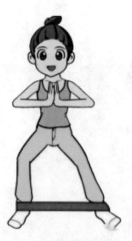

臀中肌训练

3. 仰卧抬臀部(锻炼腹部核心肌群,臀肌):仰卧位躺在瑜伽垫上,膝关节屈曲,两手放在身体两侧。抬起臀部,保证躯干,两腿为一直线。并且保证两腿与肩同宽。坚持30秒为一次,每组做10次,每次之间间隔1~2分钟,每天做2组。

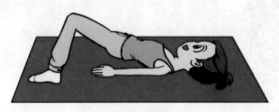

核心肌群训练

4. 自我牵伸髂胫束:自然站立位,被牵伸侧的腿向后交叉过对侧腿。被牵伸侧手向上同躯干一起向对侧侧屈达到最大,感觉被牵伸侧大腿外侧有明显牵拉感为宜。

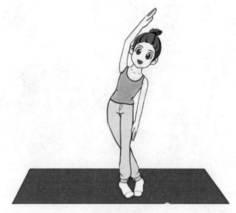

髂胫束牵伸

5. 足部和趾部的练习(锻炼胫骨后肌):坐在凳子上挺直身躯,两腿平放前方,脚尖朝下,绷直腿部肌肉,持续5~10分钟。

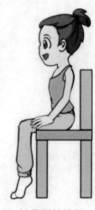

胫骨后肌练习

6. 注意走路姿势:随时随地选择有直线地面,两脚正直踩线行进练习,同样主要靠生活中日积月累的坚持。

吴齐凯、李锦(上海交通大学医学院附属新华医院)

第三章

神经发育障碍性疾病

"挤眉弄眼"可能不是顽皮

当孩子经常出现摇头、耸肩、挤眉弄眼扮"丑相"的行为时，大部分家长就会大声斥责并想要阻止这种行为，认为是孩子太调皮，故意搞怪，养成了坏毛病。谁会想这其实是病，是抽动症在捣乱呢？

抽动症是一种发病于儿童和青少年期，以不随意的突发、快速、重复、非节律性、刻板的单一或多部位肌肉运动和（或）发声抽动为特点的一种复杂的、慢性神经精神障碍。

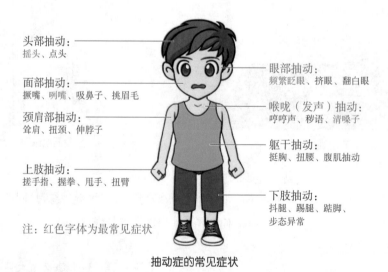

头部抽动：
摇头、点头

面部抽动：
撅嘴、咧嘴、吸鼻子、挑眉毛

颈肩部抽动：
耸肩、扭颈、伸脖子

上肢抽动：
搓手指、握拳、甩手、扭臂

注：红色字体为最常见症状

眼部抽动：
频繁眨眼、挤眼、翻白眼

喉咙（发声）抽动：
哼哼声、秽语、清嗓子

躯干抽动：
挺胸、扭腰、腹肌抽动

下肢抽动：
抖腿、踢腿、踮脚、
步态异常

抽动症的常见症状

对抽动症有什么误解

病人：抽动就是癫痫病犯了。

医生：二者不是同一个病。癫痫患儿发病时大多有意识丧失，叫名没有反应，发作时同步脑电图有异常放电。抽动症的患者不会出现意识的丧失，脑电图是完全正常的。

病人：抽动症自己就能好，不用治。

医生：抽动症自然缓解的概率仅为 7％～19％，有 20％～30％患者症状延续到成年。因此，家长们千万不要觉得无关紧要，越早干预越好。

病人：抽动和多动症是一样的。

医生：抽动症更多为局部肌肉的抽动。多动症则为活动过多，不能静坐。多动症儿童不会有肌群抽动的表现，这是两者鉴别的关键。

抽动症对孩子的危害

1. 影响孩子社交及人生发展：不自主的抽动会引起周围人的关注，会影响到孩子的自尊心和自信心，从而性格孤僻，不愿与人接触，不利于孩子发展。

2. 影响孩子学习：患儿60%合并注意缺陷多动障碍，容易注意力分散，无法集中学习。造成学习落后，成绩下降。

3. 共病现象突出：半数患儿共患1种或多种行为障碍，共患病越多，病情越严重。如注意缺陷多动障碍、冲动、学习困难、焦虑抑郁、强迫症状等，对孩子的学习、生活造成严重不良影响。

抽动症的防治

孩子在受到惊吓、应激状态、兴奋、疲劳或疾病等状态下均可加重抽动症状，所以可以从以下方面进行防治：

含咖啡因的饮料会加重抽动症状，且目前大多数饮料均含添加剂和色素，建议尽量避免摄入。

严格控制孩子上网、看电视、打电子游戏的时间，游戏种类应避免过度激烈和紧张的。

督促孩子锻炼身体，增强体质。培养孩子活泼开朗、积极向上的性格，多和孩子沟通。

6～12岁是治疗抽动症的黄金时期，若是错过时机，将导致严重的后果。因此，早预防，早发现，早干预是关键。

陈静、赵宿睿、蒋焕焕（郑州澍青医学高等专科学校）

孤独症儿童的快乐游戏治疗

"丢呀丢呀丢手绢，轻轻地放在小朋友的后面……"唱到这，就会想起小时候的游戏——丢手绢。

今天在康复科，这样的游戏渐渐地也转化成了一种治疗手段，常用于和一群社交、交流障碍的孩子们一起玩耍，他们就是——孤独症患儿。

早干预，有疗效

孤独症发生在儿童早期，是持续终身的神经精神系统综合征，其症状主要表现为社交沟

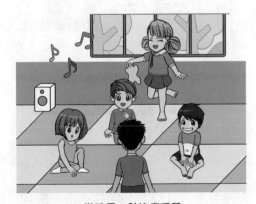

游戏是一种治疗手段

通障碍以及兴趣和行为的异常。在我国，据不完全统计，目前国内孤独症患病率约为0.7%，

孤独症患者已超 1 000 万,0 到 14 岁的儿童患病者达 200 余万。迄今为止,孤独症的病因及发病机制尚未完全明确。

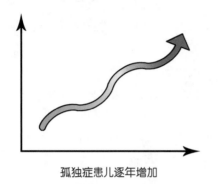

孤独症患儿逐年增加

目前认为早期诊断、早期干预对预后有极重要的影响,其中游戏治疗是行之有效的干预手段之一。

游戏治疗是指一系列利用孩子探索和自然动力来满足和响应发展及随后心理健康需求的方法。其产生于 20 世纪 20 年代左右,对于孩子来说,游戏就是他们的一种语言。

游戏有多种分类,如假想游戏、规则性游戏、合作游戏等,所体现的是不同阶段,孩子应该要发展出与之相匹配的手工、认知、社交情感等能力。

举个例子:孩子们通常在小时候喜欢玩老鹰抓小鸡,这个过程中孩子会知道规则的定义,同时还诱发了很多的语言与欢笑,结交了好朋友。仔细想想自家宝贝玩游戏的过程,是不是也会这样呢?

而患了孤独症的孩子们,社交能力损害严重,语言能力也略显不足,甚至部分孩子伴有认知功能的受损。他们在游戏方面往往表现出与其年龄不相符的特征。庆幸的是国内的研究证实,游戏治疗可以明显提高患儿的社交能力。

具体游戏方法

1. PCBI 干预是以发展理论和行为管理策略为基础,主要有三大核心理念:P 代表 Play-based,强调干预以适应儿童发展水平的游戏的方式进行;C 代表 Communication,强调采用促进沟通的策略,改善孤独症幼儿的言语交流、非言语交流及亲子间的双向沟通;B 为 Behavior Management,指运用行为管理的策略处理不当行为及塑造好行为。这是机构常用的方法之一。

2. 兴趣导向的地板游戏治疗孤独症,可通过对孤独症孩子的兴趣及游戏活动帮助孩子增强与他人的互动能力,促进患儿创新思维、抽象思维、语言交流、社会交往能力。家长可以在专业人员引导下,在家进行游戏干预。

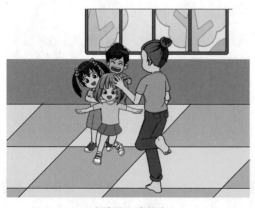

老鹰捉小鸡游戏

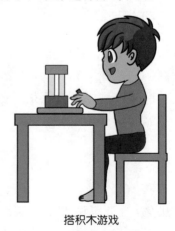

搭积木游戏

3. 以孩子为中心而设计的小组游戏课程，在以一位治疗师指引下，带领孩子们愉快玩耍，也极大程度地改善了孩子的注意力、语言能力以及眼神交流能力。

综上，可以清晰地知道游戏不单单是一种令人愉快的活动，更是一种疗效较好的治疗方式，合理的运用能明确改善孤独症孩子的核心症状。

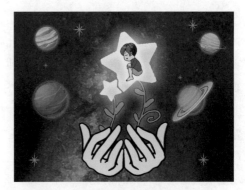

关注孤独症儿童

刘芸（昆明市儿童医院）

孤独症的早期发现与家庭干预

2022 年 4 月 2 日的世界孤独症日，主题口号为：全民融合！近年来，临床对照研究表明由于小年龄儿童，尤其是 24 月龄以内的儿童，神经可塑性强，行为问题尚不突出，早期强化行为治疗能够很大程度上改善孤独症儿童的认知、语言以及适应能力。因此，早期发现并诊断孤独症成为早期干预的关键步骤。对预后有极重要的影响

那么要怎样才能提早发现自家宝宝是否存在问题呢？本节为大家整理了具体步骤，请往下看。

首先，当发现宝宝一岁多了，出现"五不"，就要警惕：不（或者少）看、不（或者少）指、不（或者少）说、不（或者少）应、行为不当。

请各位家长朋友们不要着急不要惊慌，带着孩子走入医院的儿童康复科或是儿保科等部门进行早期专业化筛查及诊断。

无论结果如何，家长都应该立即进行专业的康复干预训练，以改善"五不"，提高日常生活自理能力以及社交能力。

值得注意的是，2~3 岁时，是儿童语言发展的关键时期，也是塑造行为方式的重要时期，错过这一关键时期，孤独症儿童日后的康复损失是无法弥补的。

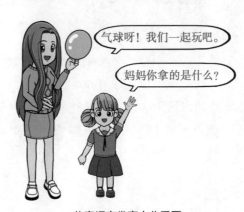

气球呀！我们一起玩吧。

妈妈你拿的是什么？

儿童语言发育十分重要

家长能做什么

除了专业的儿科康复机构以外，家长们也可以在家里实施一些行之有效的干预措施，以帮助孩子达到更好的注意力、自理、社交及非语

言沟通等能力。

2021年出版的《孤独症谱系障碍婴幼儿家庭实施早期干预专家共识》，明确指出，孤独症婴幼儿家庭实施早期干预让孤独症婴幼儿在日常生活的自然场景下，以其兴趣和动机为主导，引导核心技能的发展，不仅学习和练习相应技能，更掌握技能的功用和实用性，从而有望真正实现逐渐回归到正常发育轨道。

方法一：游戏治疗，在游戏的过程中，家长与宝宝可以建立起一个良好关系，提高了孩子的参与度、社交、假象能力等。比如常见的挠痒痒、追逐、吹泡泡等游戏，都是可以的。

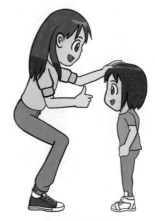

奖励是正向强化

方法三：准备名词卡片、动词卡片等，比如穿衣服步骤图片，教会孩子如何穿衣，以提高生活自理能力。

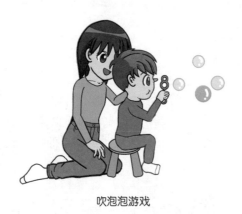

吹泡泡游戏

方法二：应用行为分析，明白奖励和处罚的方式。奖励是指出现良好的和适应的行为时，进行一个正向强化；惩罚不鼓励打骂孩子，而是把孩子喜欢的东西剥夺，也可以暂时不予理睬等。

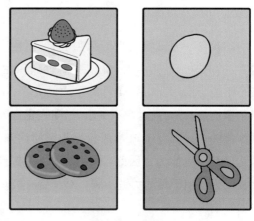

名词卡片训练

刘芸（昆明市儿童医院）

让"星儿"开口说话

孤独症儿童，常被人们称为"星儿"——"星星的孩子"，因为他们就像来自于遥远夜空的"星星"，缺乏与人交流，独自在夜空中闪烁。其实，儿童孤独症在医学界是一类广泛性发育障碍性疾病，患儿在婴幼儿期发病，以社交沟通障碍、兴趣或活动范围狭窄以及重复刻板行为为主要表现。而语言发展落后，是孤独症儿童发育早期的一个预警信号，也往往是家长们携孩

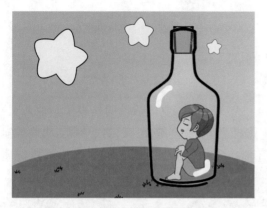

孤独症儿童又被称为"星星的孩子"

子求医就诊的首要诉求。

对于孤独症儿童来说，没有特效的药物，真正对他们最有效的治疗方法就是科学规范的康复训练。干预越早越好，且需要家长们的积极参与。国内外专家已研究出很多综合的干预技术，特别是结合儿童学习、游戏的特点，利用家长们熟知的智能设备，寓"教"于"乐"，例如针对孤独症儿童的"前语言期发声诱导疗法"。

1. 情绪诱导："星儿"们无论在康复机构，或是在家中训练时，往往难以安坐，对家长的呼唤无反应，不听指令，甚至出现一些诸如哭闹、摔玩具等不良情绪和不当的行为。我们可以通过播放一些音乐来安抚不良情绪、减少问题行为，节奏欢快、旋律流畅的音乐能够带来积极、兴奋的情绪体验；安详、平缓的音乐能安抚焦躁不安的情绪。配合音乐的播放，还可以给孩子们看一些动感视频或变化的图像。

2. 学习提要求：让儿童学习使用一些图片或象征性的符号来换取想要的物品、提出要求。

3. 模仿发声：诱导儿童模仿发音，例如可以模仿简单的"a"音。当儿童能模仿出近似的发音时，可以尝试在发音时改变该音节的时长、响度，或者衍生到相应的词语中（例如"爸爸、妈妈"），来巩固学习到的音节。

在不同语境中仿说。例如儿童已学会了"苹果"这个词，则可以把"苹果"组成词组、句子，以及在不同的句型（陈述句、疑问句）中让儿童进行反复练习。

当然，孤独症的康复训练是个长期复杂的过程，人们对这类疾病的认识也已有很大的进步。希望将来我们共同努力，愿"星儿"能语，实现我们的共同"心愿"。

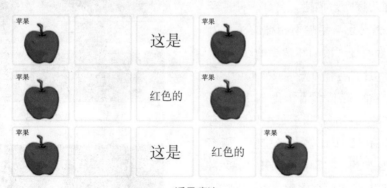

诱导疗法

邱莉、黄昭鸣、王勇丽（华东师范大学）

"熊孩子"可能是"A娃"

您是否遇到过这样的孩子：他们精力十分旺盛，不停地奔跑、跳跃、到处攀爬，不能动的东西也要去动，不听招呼；爱发脾气，容易和小伙伴争吵，甚至发生肢体接触；喜欢不分场合地打断别人，即使坐在凳子上也是各种"小动作"，似乎一刻也停不下来，活脱脱一个"熊"。孩子这些状况让父母、周围的人感到崩溃。

但是，你知道吗？他们这样的"好动"，可能并非自己的本意，他们只是大脑"生了病"，无法控制自己的行为，无法集中注意力。他们被赋予这样的昵称——"A娃"，即注意力缺陷多动障碍（ADHD）的孩子。

什么是注意力缺陷多动障碍

注意力缺陷多动障碍（ADHD）并不是一种新发现的疾病，早在十九世纪，医学界就已把儿童的活动过度作为病态来描述。它是一种神经发育障碍，主要表现为与年龄不相称的注意力易分散、不分场合的过度活动和情绪冲动，并伴有认知障碍和学习困难，智力正常或接近正常。

我国近五年的资料显示，我国儿童的ADHD患病率高达 6.26%，几乎每个班级都有至少2个孩子患有 ADHD。各年龄阶段患病率并无差别，男女比例约3：1。在 ADHD 儿童中，约三分之一进入青春期后会缓解，约三分之一持续到成年。

"A娃"有哪些表现

ADHD 在不同年龄阶段表现不一样，如孩子有以下表现，建议带孩子到医院就诊。

1. 幼儿期：躯体活动明显多于其他儿童，不能安静，喜欢奔跑、跳跃、到处攀爬，明确告知不能动的东西也要去动，活跃、冲动，喜欢绕圈奔跑，常碰撞别人或物体，不停地询问或打断别人。

2. 学龄期：躯体主动活动减少，但孩子上课时不能安静坐在座位上，各种"小动作"，如玩文具、书本或激惹同学，课后在教室内外与同学追打、高声叫喊。有时还会出现一些不恰当行为，如过分嬉笑、易兴奋、捉弄人而不顾他人感受，对他人的玩笑反应过度，干扰他人交谈、好发脾气、行为冲动，伙伴关系不佳，通常自我控制能力差，注意力难以集中，通常学业不佳。

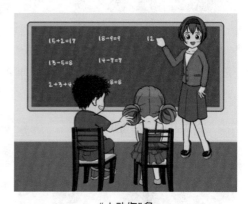

"小动作"多

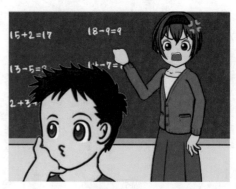

注意力分散

3. **青春期**：自己感到难以集中注意力，学习成绩大幅度下降、厌学，做事不考虑后果，经常跟父母顶嘴、与老师争执，与同学缺乏合作精神，对一些不愉快的刺激做出过分反应等。

不好动的孩子为什么也会诊断为 ADHD

ADHD 分不同类型，若孩子是以注意力缺陷为主要表现，可能孩子的多动表现并不明显，而以不能长时间集中注意力，容易分心、走神、心不在焉、粗心马虎、丢三落四等异常为主，可影响孩子的社会功能、学业成就。

患 ADHD 的女孩通常表现为注意力缺陷，尤其是婴幼儿期很少有难以控制的多动症状，有别于患病男孩，不易被识别，但其影响无性别之分。

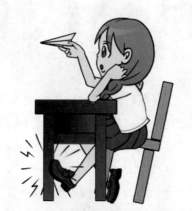

手不停脚不停

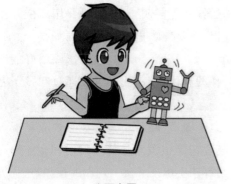

心不在焉

需要注意的是，"多动"并不完全是指奔跑、跳跃、攀爬等这种"大动作"，在座位上"手不停，脚不住"，不能安坐等各种"小动作"也属于多动范畴。

"A娃"的未来还可期吗

当然可期！ADHD 只是一种特质，虽然注意力缺陷、多动、冲动这些特质为这类人群在学业成功和部分社会功能上有影响，但这类人群有旺盛的精力、思维活跃、丰富的想象力，勇于尝试新事物的特质可能会让他们在艺术、科学等领域取得成功。艺术家达·芬奇、毕加索、梵高；运动员"飞人"乔丹、"飞鱼"菲尔普斯；文学家海明威、音乐家莫扎特、贝多芬、洛克菲勒；探险家哥伦布；电影大师希区柯克、斯皮尔伯格；影星汤姆·克鲁斯、金·凯瑞；科学家爱因斯坦、牛顿、爱迪生……这一长串儿的名人，都患有 ADHD。

目前的研究虽不能明确 ADHD 的确切病因，但可以肯定的是，ADHD 的一系列症状源于脑部某些化学物质"神经递质"失衡，如多巴胺、去甲肾上腺素等。通过药物将这些物质调整到正常水平，可以改善注意力、自控力，使大脑发挥正常功能。心理和行为治疗也能有效改善"A娃"的注意力，还可以培训家长、教师等，改善孩子的外部环境，更好地规划时间、提高自控力。

我们能做什么

ADHD 是一种疾病，需要长期规范治疗。据研究显示，我国 ADHD 儿童青少年约 2 300 万，但就诊率仅 10%，其中仅 1/3 左右儿童接受正规治疗；仅 22% 患者在成人期完全缓解，由儿童 ADHD 转为成人 ADHD 者高达 50.9%。由此可见，家长和教师普遍对疾病认知不足。

我们要早期发现 ADHD 孩子的异常线索、到正规专业医院治疗，接纳孩子的"不一样"，关爱和帮助孩子同时，寻求老师、家庭成员等一切资源的帮助，一起为孩子创造一个更加美好的明天。

孔勉（成都市第一人民医院）

癫痫不可怕但要重视

癫痫俗称"羊角风"或"羊癫风"。它是一种不同病因引起、临床表现各异但以反复癫痫发作为共同特征的慢性脑功能障碍疾病。临床出现两次间隔至少 24 小时非诱发性癫痫发作时就可以确诊为癫痫。康复治疗的患儿大多存在神经发育异常，伴有不同程度的认知、语言、运动障碍，与癫痫有着同样的病理基础，有相当比例患儿容易并发癫痫。癫痫发作有可能进一步加重脑损伤，危害患儿的认知和运动功能发育，影响康复疗效及预后，同时也会加重家庭的负担。

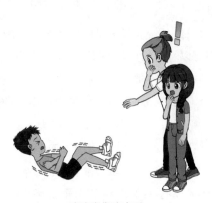

癫痫发作有危险

癫痫发作的时候会有哪些表现

癫痫有多种多样的发作形式，但也会有突然发生、重复出现和不能人为立即中断等共同特点。癫痫的发作可能是突然意识丧失，全身或者肢体的抽搐，同时可能会伴有口唇青紫、眼睛凝视或斜视；也可能是突然的说话中断、活动停止、意识丧失；或表现为站立或走路时，突然低头，膝盖屈曲，摔倒，也可能是突然点头；或表现为一侧肢体或者口角抽搐等。家长在照护患儿的过程中，要注意观察有无异常表现，尤其注意有无上述常见症状。如果在康复治疗过程中出现异常表现，要及时告知医生，让医生辨别是否是癫痫发作，必要时进一步完善脑电图等相关检查。对于患儿一些异常的小动作，家长也要重视，排除癫痫发作的可能。

癫痫发作时如何处理

孩子出现癫痫发作的时候，家长不要慌乱，绝大部分发作 1～5 分钟都可以自行停止。首先要及时清除周围可能给孩子带来伤害的物品，把孩子放在安全的地方，保持侧卧位，预防窒息。如果孩子穿的是带扣的上衣，还需解开衣扣。孩子发作的时候，不要用力按压孩子肢体来制止发作；也没有必要掐人中、虎口等穴位，这些操作并不能制止发作；不要用力撬开孩子的嘴巴，不要向嘴里塞任何东西如筷子、勺子、手指等。一旦出现癫痫发作，家长最好能够记录发作的具体表现，比如可以通过叫孩子名字等判断意识是否丧失，观察口唇是否青紫、四肢活动是否僵硬、眼睛是否存在凝视或斜视等表现，还要记录孩子发作持续的时间。如果有条件，最好用手机录下孩子发作的视频，这样方便以后就诊时医生能够更直观地看到孩子发作的情况,以利于诊断及后续治疗。需要注意的是,如果发作时间超过5分钟,或超出了平常发作的时间,需尽快到就近医院就诊控制发作。

康复治疗过程需要注意什么

药物治疗是癫痫首选的治疗方法,对于药物不能控制的难治性癫痫,也可以采用外科手术、生酮饮食、迷走神经刺激等手段。尽早地控制癫痫发作是孩子获取康复最大疗效的前提及基础,在频繁发作期间应暂时回避有可能加重癫痫发作的康复治疗。总体说来,一般体力运动并不会增加癫痫发作频率,但在康复治疗中需注意:要根据孩子的病情和体质承受能力,逐步增加康复项目及治疗强度;一旦出现癫痫发作加重,最好暂停现有康复治疗。

家庭日常护理需注意什么

孩子一旦应用抗癫痫药物后,家长应监督孩子每天定时定量服药,不要漏服。同时按照医生要求,定期随访、复诊,监测药物不良反应及癫痫发作情况,必要时加量、加药或更换药物。家长最好能够为孩子记录癫痫日记,内容主要包括孩子每日服用的药物、剂量,孩子的发作表现,持续时间,服药的不良反应等,这样每次带孩子去复诊的时候,通过癫痫日记,医生能

够更好地了解孩子的病情。在癫痫治疗期间家长一定不能擅自停药,有些家长认为患儿癫痫发作已经缓解,担心长时间服药副作用会大,就自己给患儿停药,这样可能会增加癫痫发作的次数、时间,加重患儿的智力、语言、运动能力及情感等方面的障碍程度,所以家长一定要让孩子定时服药。药物的减停,务必要在医生指导下进行。另外对于仍有癫痫发作的孩子,癫痫发作控制3个月之前,有些疫苗接种需暂缓进行。

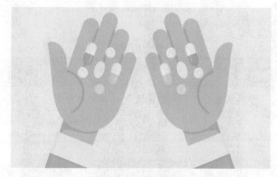

药物治疗是首选

癫痫是儿科常见的疾病,家长一定要重视,保持正确的态度面对疾病。孩子保持健康规律的生活方式,保障规律、充足睡眠。另外,孩子应避免情绪上有大的波动,少看过于紧张刺激的影视片、少打网络游戏。癫痫未控制前要避免参与危险的活动,如游泳、骑车等,避免意外伤害的发生。

王明梅、朱登纳(郑州大学第三附属医院)

宝宝弱视如何治疗

弱视是一种严重危害儿童视功能发育的常见多发病,我国青少年人群的弱视发病率占2%~4%。5岁以内是视功能发育的重要时期,视觉系统发育一直延续到6~8岁,这时的视力

可达到1.0或更高,直到20岁左右,眼球发育才完全定型达到成人的水平。弱视是一种可以治疗的视功能受损疾病,弱视的治疗与年龄密切相关。年龄越小,治疗效果越好。

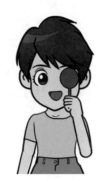

标准对数视力表

视力检测标准距离5米

正常儿童双眼视觉发育

年龄	表现
1个月新生儿	只能看到2～3米物体轮廓
2个月	能随目标的活动而转动眼球
3个月	意识性注视
4个月	常常看自己的小手
5～6个月	注视物体可达半分钟
7～8个月	已有固视，能长时间看一个方向
9～10个月	视力0.1～0.15
1岁	视力0.2
2岁	视力0.5
3岁	视力0.6
4岁	视力0.8
5岁	视力1.0

什么是弱视

弱视是在视觉发育期眼部无器质性病变而由于单眼斜视、未矫正的屈光参差、高度屈光不正或形觉剥夺引起的单眼或双眼最佳矫正视力低于相应年龄的视力；或双眼视力相差2行及以上，视力较低眼为弱视眼。

轻度弱视：视力为0.8～0.6。

中度弱视：视力为0.5～0.2。

重度弱视：视力为≤0.1。

在儿童时期，常出现的眼病包括近视和弱视，二者之间究竟有什么区别呢？

弱视和近视的区别

区别	视力	视物	成因	发生期
近视	经过矫正，可以达到正常视力。	看近清晰，看远处不清晰。	一般是遗传或者是眼睛肌肉调节过于紧张等因素造成的。	发生在学龄期、上学时期的青少年，主要是用眼习惯不对以及过度用眼造成的。
弱视	即使通过矫正，也难以达到正常视力。	无论是看近还是看远都不清晰。	视功能发育迟缓，通常伴有斜视，高度的屈光不正。	发生在学龄前，严重影响视功能的发育，需要进行弱视训练来提高视力。

这样早期发现和治疗

家长发现孩子有以下情况时要警惕。

1. 孩子喜欢愣神或专注某物时出现了"对眼儿"。

2. 总是斜视着看东西。

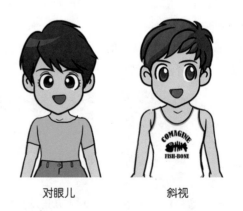

对眼儿　　　　斜视

3. 孩子在看东西的时候很吃力，喜欢凑得很近。

4. 喜欢歪头或偏脸看书、写字。

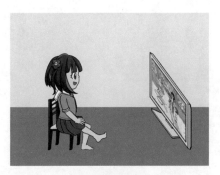

很近地看电视

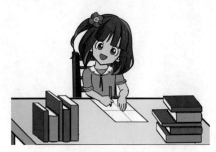

歪脸写字

5. 在阳光下一眼眯缝怕光。

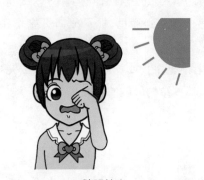

眯眼怕光

通常来说,有视觉异常的儿童可有视物喜近,看电视眯眼,视物头位偏斜、斜视,以及眼球震颤等。因此,在儿童 3 岁后需进行视力检查,及早发现视力异常,进行治疗。

若儿童确诊为弱视,家长需知晓以下相关治疗方法。

矫正屈光不正:绝大多数弱视患儿都伴有轻重不等的屈光不正。其中多数为中、高度远视,少数为高度近视,还有为数不少的单纯散光、复性散光和混合散光。矫正屈光不正有多种形式,其中最常用的方式是配戴框架眼镜。这样方式安全又方便,是有效的治疗方法。

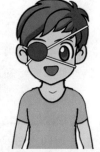

佩戴弱视镜

遮盖疗法:如果在治疗过程中发现两只眼的视力之差超过两行,可以选择遮盖疗法,遮盖优势眼。待视力相等之后,停止遮盖或减少遮盖时间,保持两只眼的视力继续、同步改善。

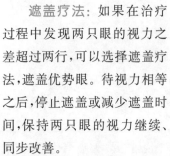

遮盖疗法

辅助治疗方法:这类治疗方法的本质是进行正常的视觉刺激,提高弱视眼的视力,也包括特殊的视觉刺激。如:红光闪烁、光刷疗法、后像疗法、视觉刺激疗法、精细目力训练。

可以多给孩子吃些富含维生素 A、B 族维生素或锌、钙等营养素的食物,如蛋类、鱼类、奶类、胡萝卜、菠菜、豆类、海带、紫菜和猪骨、牛骨等。

对于儿童弱视,必须引起家长的重视。同时,眼科医院专家建议,应定期带孩子去医院做眼部检查,一旦发现有视力问题及时治疗,以免给儿童带来更大的视力和身心损害。

李雪菲、潘孜伟(泰兴市残疾人康复中心)

第四章

神经系统疾病

感觉统合失调的早期信号

感觉统合失调，是大脑没有以正确的方式处理外部环境和内部环境的信息，导致无法与日常环境产生有效的互动，就像公路上很多汽车互相碰撞，无法平稳、快速到达目的地。"感统之父"艾尔斯博士说，这是"大脑消化不良"或是"大脑出现了'塞车'的现象"，并非大脑有损伤或出现了病变。因此，感觉统合失调可能会影响儿童的情绪、运动、专注力或适应行为。

感觉统合失调有哪些表现

如果婴儿拒绝俯卧，或被触摸时感到不适、难以喂养和叼乳头，或被触摸时感到不适、需要不断地运动才能感到舒缓，这些表现可能是宝宝难以处理不同感觉的早期迹象。

随着婴幼儿的成长，他们可能会避开爬行阶段，或者爬行时感到不舒服、动作不流畅；他们没有使用非对称模式，而是马上抓东西站立，这也可能是早期感觉统合失调的另一个迹象。

喂养对感觉处理同样非常重要。若婴幼儿出现含乳头困难、过渡到固体食物困难以及十分依赖奶瓶，这些都可能是感觉统合失调的早期迹象，需要在合适的时候进行干预。

婴儿期

对于婴儿喂养时出现感觉统合障碍，可以尝试尽早把手指或器具放入婴儿口中，确保婴儿不会因口中放入东西而感到不适。若婴儿不喜欢把东西放到嘴里，提示他们可能是在避免口部感觉输入。

因此，把手指或物品安全地放入婴儿口中，是刺激口腔结构脱敏的好方法。

幼儿期

随着儿童慢慢长大，将发展出更多的技能，感觉统合失调表现也有所不同。

幼儿可能跳过了某些发育阶段，如不会跳，或走路、说话晚，诸如此类的发育技巧滞后，运动时可能会感到痛苦，喜欢久坐，但也可能更喜欢高强度运动，非常依赖奶瓶或奶嘴，睡眠非常差（很多感觉统合失调的儿童都会出现睡眠障碍）。

当这些儿童过渡到学步阶段时，可能动作很笨拙，平衡能力差，还会因此大发脾气。这是因为他们的身体无法正确处理感觉信息，一声巨响可能会让他们完全失控,他们会产生巨大的反应,而家长可能不明白儿童为什么发脾气。

幼儿期的感觉统合失调可能没有明显的模式,症状多种多样,因此,家长很难适应儿童感觉统合失调问题。

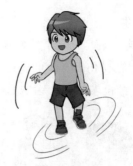

感觉处理障碍

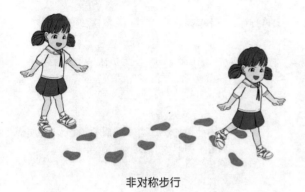

非对称步行

学龄前期

3岁左右儿童会努力参与适龄的活动,并投入适量注意力,若无法达到这个年龄段的活动,可能是与感觉统合失调有关。如儿童对不同的声音、质感、地方空间过于敏感或不够敏感,无法适应新的环境和新的情景,一旦来到一个陌生的环境,环境中的气味、灯光、声音等都可能会使儿童失控、崩溃、发脾气,这些都是感觉统合失调的表现,因为太多信息瞬间进入他们的大脑,无法快速处理,因此就出现这些异常表现。

请记住,儿童的行为也是一种交流方式。他们的异常行为可能正在告诉家长,现在这些新的感觉输入都让他很难处理。

很多家长不理解儿童某些行为意味着什么,是因为您与孩子是站在不同的视角看待。康复治疗师则可为这些儿童提供一些有效的干预措施,让儿童直观地看到或知道在新环境中会发生什么,通过谈论这些事情,让儿童产生先入为主的观念,明白什么样的行为可以被接受。

因此,对于有感觉统合失调的儿童而言,在他们进入新的环境前,家长可以为儿童进行本体感觉输入的训练,帮助调节感觉系统。这是因为本体感觉会处理整体失调问题,还可以处理在新的环境中出现的感觉失调障碍。

日常生活中,希望家长们尽早注意到这些感觉统合失调的早期信号和症状,儿童康复治疗师可以帮助您,指导儿童正确处理感觉统合失调。但是,每一位儿童的感觉系统都非常独特,对一个儿童可能有用的干预方法,可能对另一个儿童无效,甚至会产生不良反应。

如果您发现孩子行为、感觉统合失调,千万不要"不作为",请及时至康复医学科就诊!

邹丽丽、潘钰(北京清华长庚医院)

宝宝疼痛,不容忽视

任何一种能够引起成年人疼痛的事件也都有可能造成婴儿和儿童的疼痛。疼痛不仅会影响儿童的身心健康,而且有可能成为成年后发生疾病的隐患,幼年期的疼痛经历可能会影响后来的整个生命过程中对疼痛的感知。例如，在儿科重症监护病房接受了过多侵入性检查和治疗的儿童，在受伤后产生的应激反应格外强烈，而且对治疗也表现出夸大的恐惧反应。

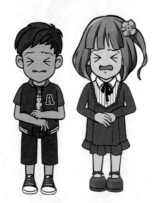

重视宝宝疼痛

在我国，由于受传统家庭、社会教育模式的误导，当儿童遇到疼痛时，往往习惯于鼓励孩子要"坚强、忍耐"，而忽略了这一群体对疼痛的敏感性以及可能造成的不良影响。事实上，对儿童的疼痛如果不及时予以关注并采取积极有效的治疗，将导致性格与行为的改变、社会角色的消退和社会技能的减弱。因此，我们需要重视儿童的疼痛。

儿童对疼痛的感受不仅取决于组织损伤的程度和性质，还取决于儿童的年龄、性别、发育水平、以前的疼痛感受，以及相关的情景和心理因素。

及时发现和处理疼痛

儿童的疼痛很难识别，因为他们缺乏描述自身疼痛的能力。儿童处理疼痛的方法多种多样，如反复哭闹、玩耍、睡觉，当以玩耍或睡觉为表现时，家长常误认为孩子没有疼痛。因此，需要家长参与，对于能够表达的孩子，建议鼓励孩子描述自己的感受，减轻对疼痛治疗的恐惧。比如用脸谱法让孩子指出自己疼痛的程度等。对于不会表达的儿童，在长期儿童疼痛评估的临床实践

中已摸索发展出适合各年龄组的多种评估工具，包括自我评估、行为评估和生理变化评估等，帮助医护人员了解孩子的疼痛，以便及时给予处理。

常见的儿童疼痛

类型	定义	举例
日常疼痛	小磕碰	擦伤、轻微摔伤等
短期疼痛	通常持续数分钟、数小时或数天，多由疾病、外伤或治疗引起	抽血、打针、手术等
复杂性疼痛	原因复杂，存在明确的病理学基础或者不明原因的功能性疼痛	腹痛、肢体痛、头痛、胸痛等
慢性疼痛	持续时间超过3个月及以上的疼痛	关节炎、偏头痛、癌痛、炎症性疾患

1. 日常性疼痛。这些疼痛从医学角度看不足为怪，但正是这些小伤使孩子们学会了如何应对疼痛，有的孩子表现为夸大反应，有的孩子则不以为然。家长需要正确面对，既不过分关注也不要置之不理。

2. 短期疼痛。年幼的儿童比年长的儿童对疼痛事件更为敏感，儿童无法拒绝这些治疗，也没有能力适度描述他们所经历的疼痛。不良的疼痛会使孩子产生不良的痛记忆，下次当相同情景再次出现时，孩子会表现出夸大的反应。因此，不论是家长还是医务工作者，都需要尽可能避免侵入性操作，必要时可使用镇静镇痛来帮助孩子缓解疼痛和焦虑。

3. 复杂性疼痛不论是病理性还是功能性疼痛，都有可能影响孩子们正常的学校生活和家庭生活，继而影响孩子的情绪。如果始发疼痛没有得到有效控制，很有可能会发展为慢性痛。家长需要掌握以下"ABCDE"原则："A"，及时询问；"B"，相信；"C"，配合医生选择合适的疼痛控制方法；"D"，给予及时给予减轻疼痛的方法；

"E",鼓舞及促进。

4. 许多孩子患有慢性疼痛,短期来说影响孩子的学习和生活,长期来说,慢性疼痛可能会并发一系列焦虑、抑郁等心理问题。对于家长来说,需要配合医生制定适合的镇痛方案,给予镇痛药物的同时给予心理干预。家长应该为孩子营造一个轻松的环境,鼓励患儿,协助医生给予一定的认知行为疗法,即给儿童提供关于疼痛的准确知识和现实期望。通过教他们特异的减轻疼痛策略,以改善他们对疼痛的控制,修正任何使疼痛加剧的行为。通过减少疼痛对儿童和家庭的负面影响,以减少儿童情绪上的痛苦。

总之,儿童疼痛的管理需要专业的医疗队伍,更需要家长的参与和配合。

何雪梅、刘芸(昆明市儿童医院)

脑瘫儿童家庭姿势管理

脑瘫是以运动和姿势发育障碍为主的症候群,常继发骨骼和肌肉问题,需进行全生命周期健康管理。这也决定了脑瘫儿童康复是一项长期性艰巨性的工作,在此过程中,家庭康复是最重要组成部分。脑瘫儿童在良好的照顾下保持正确的姿势,可有效预防关节挛缩变形、尽量避免肌肉骨骼畸形、改善粗大运动能力、提高日常生活活动能力。因此,指导家长对患儿进行姿势管理至关重要。

本节介绍常用的脑瘫儿童家庭姿势管理方法,从儿童治疗性体位对家长进行家庭姿势管理指导,一起来学习吧!

卧位姿势管理

痉挛型脑瘫患儿的最佳卧位姿势是侧卧位。侧卧位应两侧交互进行,患儿平时玩耍时也可以采用侧卧体位;屈曲严重的患儿取俯卧位姿势,在其胸前放一软枕或三角垫,使其双臂向前伸出;不随意运动型脑瘫患儿也应尽量采取侧卧位,可在其身后放置软枕,抑制头部后仰,促进屈曲模式。

注意:俯卧位时,家长一起要注意观察孩子的呼吸状态,避免窒息!

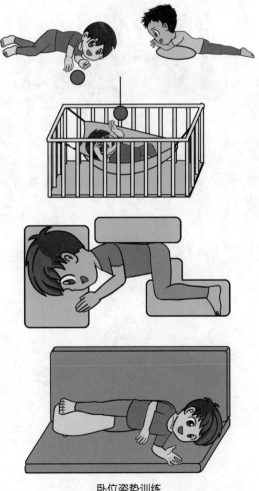

卧位姿势训练

坐位姿势管理

1. 伸腿坐位：双侧髋关节屈曲、外展，膝关节伸展，双侧臀部均匀负重，腰背部伸直，该体位是脑瘫患儿坐位训练的最佳体位。对于拱背坐的患儿，家长应在患儿的背后用胸部抵住患儿的背部，双手从患儿腋下穿过，用上肢顶住患儿双肩，双手将患儿大腿外旋分开，再用双手分别按压患儿的双膝，使下肢伸直。

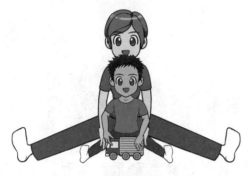

伸腿坐位

2. 盘腿坐位：盘腿坐位时，髋关节屈曲外展，膝关节屈曲的状态下臀部负重，腰背部伸直。

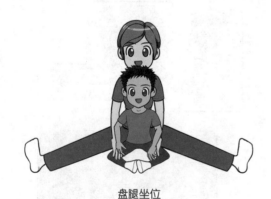

盘腿坐位

3. 椅坐位：让患儿坐椅子的目的是让患儿有一个正确的坐位体位，使双下肢承重，提高整个身体的协调能力，对于头控不好的患儿，还需配备靠枕。选择靠背高度、座椅深度和宽度适

合的靠椅，令患儿髋膝踝均屈曲呈 90°，全脚掌着地，双足支撑于地面。

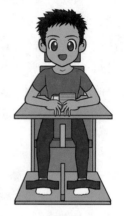

椅坐位

4. 其他坐姿：儿童可骑跨在有靠背的椅子上，双手抓住靠背，可进行抬头左右看和直腰挺胸等动作。家长也可与患儿面对面坐好，家长用双足踏住患儿双足面，双手扶住其肩胛带。

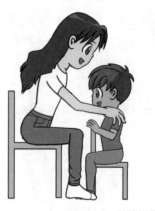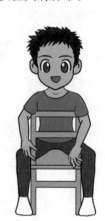

其他坐位

跪立位姿势管理

1. 双膝立位：膝立时，双膝靠拢，膝关节屈曲 90°，髋关节充分伸展，躯干与其大腿在同一平面内。家长可双手扶于患儿髋部两侧，或一手托住臀部，一手抵住胸部，使髋部充分伸展，帮助保持正确的双膝立位姿势。

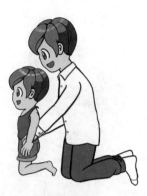

双膝立位

2. 单膝立位：是指在双膝立位的基础上，一侧下肢髋关节屈曲成 90°，并用脚掌着地，另一侧下肢保持原来姿势。家长尤其要控制住其髋部达到伸髋、屈膝的目的，使其上身保持直立。

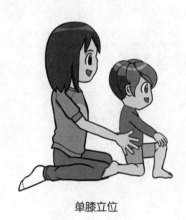

单膝立位

站立位姿势管理

站立是行走的基础，正确的站立体位是站直，头居中，躯干伸展，双肩与双髋分别处于水平位。

1. 扶站：家长首先鼓励患儿站立，必要时可在孩子膝部后方给予一定的支持，引导其向前、后、左、右慢慢地摆动，使身体保持平衡。

2. 靠站：儿童靠墙站立，家长可帮助患儿把双手放置于身体两侧，头部、双肩、躯干靠墙，双足分开与肩同宽，并固定患儿的双足，使其平放于地面。

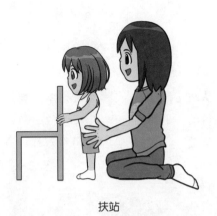

扶站

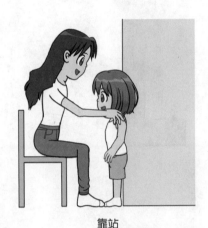

靠站

3. 独站：头部保持在正中位，上身挺直，髋、膝关节伸直，双腿稍分开，脚掌平放在地面上，双足与肩同宽。家长在患儿背后，双手控制其肩部和腰部，双足置于其双足外缘并夹紧；或家长坐在患儿对面，双足踩在患儿的足面上固定。

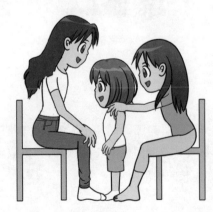

独站

行走体位姿势管理

从站立到行走，实际上是身体打破静态平衡获得动态平衡的过程，儿童在独站和跨步站立的基础上，可在平地上、也可在双杠内进行迈步训练。

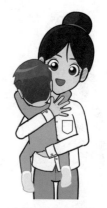

痉挛型的抱位姿势

2. 痉挛屈曲占优势型的正确抱姿：儿童背靠着家长前胸，处于侧卧位，家长一侧手臂穿过其下侧腋下，肘部控制其下侧肩部，前臂压住其胸上部，用手扶持其上侧的上臂，令其双上肢伸展，家长另一手臂分开其双下肢，用手压住骨盆，令其髋关节外展。

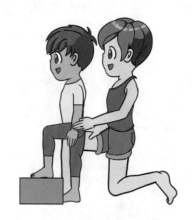

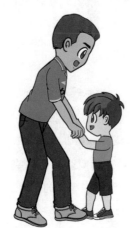

行走体位

抱位姿势

1. 痉挛型的正确抱姿：儿童双臂伸直，屈髋屈膝，使其双臂围住家长的颈部，并把双腿分开环在家长的腰部两侧。

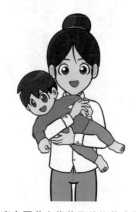

痉挛屈曲占优势型的抱位姿势

通过以上姿势、体位管理，能帮助提高脑瘫儿童的运动能力和日常生活活动能力，促进儿童的认知和全面发展。

张少敏、潘孜伟(泰兴市残疾人康复中心)

脑瘫儿童辅助移动训练

　　脑瘫儿童独立行走是康复治疗的主要目标之一。很多家长都希望自己的小宝宝能够自由地独立行动。但实际上,在能够独立行走前,小宝宝要先进行辅助移动训练。许多脑瘫儿童因为没有移动能力,没有掌握独立爬和走的技能,到了3岁左右还不能像正常孩子那样去玩耍和探索世界。对于严重脑瘫儿童而言,辅助移动训练可能会持续更长的时间。

训练方法

　　儿童穿着舒适,保持良好的精神状态。有的儿童需要穿矫形器进行训练;有肌张力增高问题的儿童需要在训练前进行适当的肌肉放松。

　　1. 俯卧位移动辅具及训练

　　自制配有矫正垫的滑板车,让孩子保持四肢伸直,向前移动。

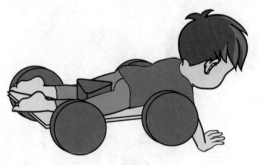

滑板车

　　使用装有轮子的木凳,覆盖定型泡沫,让孩子能够躺着用手臂和(或)腿移动,也可以坐在上面用腿推行。

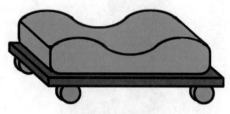

可推行的木凳

　　自制装有轮子的环形木凳,覆盖软垫,中间有洞。使孩子能够坐在上面用腿推行或躺在上面用手臂和(或)腿移动。

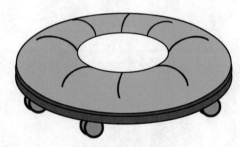

可推行的环形木凳

　　2. 坐位辅具及移动训练

　　孩子坐在三轮车上面用脚"行走",同时双手抓住把手。

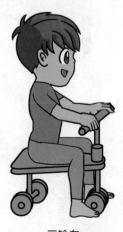

三轮车

孩子可以双腿分开,坐在带轮子的三轮或四轮玩具车上,手握把手,骑着车"走"。

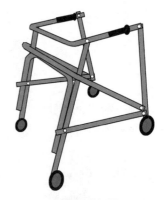

后拉型助行器

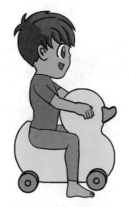

骑玩具车"走"

3. 用推车作为助行器

使用有把手、带轮子的推车,让孩子推着走。

用装有各种高度横杆的推车,让孩子可抓握和推行。

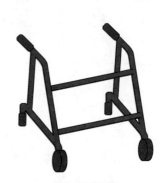

前推型助行器

4. 在支撑下行走

通过改变推行玩具或椅子的高度和重量,从而改变孩子髋关节屈曲的角度,使孩子用不同体姿移动。

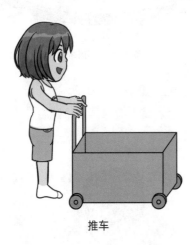

推车

使用推车或助行器,可让孩子抓握和推行。后拉型助行器,适用于重心靠后的脑瘫宝宝,当他(她)步行时,一旦重心过于靠后或倾倒时,助行器便会启动刹车装置,帮助宝宝的重心回归中立位,防止跌倒。前推型助行器,使用比较广泛、方便。

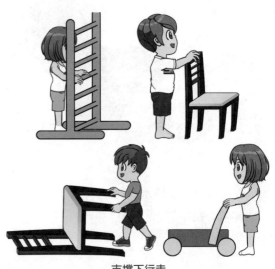

支撑下行走

5. 用家中简易玩具提供支持

比如,用大球、玩具环和呼啦圈提供稳定和可移动的支持,帮助孩子由扶着走过渡到独立行走。

行走时使用大球提供支撑,同时家长控制大球的移动。

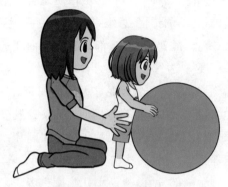

大球支撑训练

孩子一只手抓住玩具环,另一只手抓第二个玩具环。家长控制两只玩具环,微微弯腰向后退走,从而引导孩子向前迈步(如果家长能够坐着带轮子的四角凳往后退更好)。

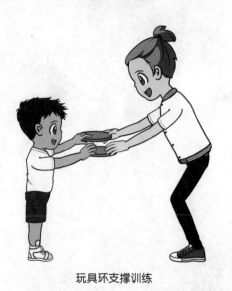

玩具环支撑训练

用呼啦圈作支持,引导孩子移动,辅助者从旁控制方向和速率。

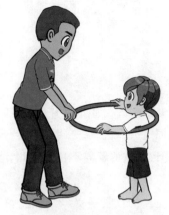

呼啦圈支撑训练

注意事项

1. 训练过程中要注意观察孩子的反应,训练时间不宜过长,视孩子状态决定时长。若有不适或疼痛,应停止训练。

2. 应听从医务人员建议,根据孩子的移动能力选择相应的辅助移动方式。

3. 训练过程中,保持正确姿势,避免异常姿势的持续出现。

4. 训练过程中注意保护孩子,避免受伤。

5. 训练后给孩子进行全身放松。

许多脑瘫儿童都有移动困难,移动能力也是评价脑瘫儿童运动能力的重要指标之一。根据脑瘫儿童自身特点选择不同辅助移动用具,帮助脑瘫儿童在辅具支持下进行移动训练,可以帮助宝宝提高运动能力、控制姿势、改善异常模式。帮助脑瘫儿童更多地参与生活中各项活动和互动游戏,做到日常生活与儿童康复治疗相结合,有助于提高脑瘫儿童的综合能力,有利于儿童全面发展。

黄芳、潘孜伟、张伟锋(泰兴市残疾人康复中心、南京师范大学)

脑瘫儿童的饮食及喂养

脑瘫儿较同龄正常儿咀嚼、吞咽功能差，不能很好地固定头部，手眼协调障碍，严重影响进食，可能导致严重的营养不良。因此，除了平时的康复治疗以外，日常饮食也需要家长多关心和注意。正确的饮食喂养，不但能为孩子塑造健康的身体，还能帮助大脑发育，促进脑瘫的康复。

家长在给脑瘫儿喂食前，首先要选择好食物的品种和类型。较小的脑瘫儿，我们可以先从流质、半流质过渡到软食，再过渡到常规食物。

家长烹饪的食物要容易消化吸收，营养丰富，要选高蛋白质的食物。蛋白质是智力活动的基础，与脑的记忆、思维有密切的关系，牛奶、豆浆、鸡蛋、酸奶、肉类等都是富含蛋白质的食物。还要多选维生素高的食物，因维生素 A 能增强身体的抵抗力，促进大脑的发育。B 族维生素能提高机体各类代谢功能，增强进食要求，维生素 D 能帮助钙的吸收和利用。各种营养素均衡搭配，让孩子吸收更多的营养，这样能刺激脑部发育，帮助小儿脑瘫患者恢复得更快。

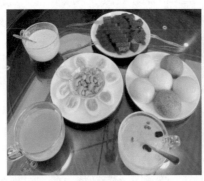

营养早餐

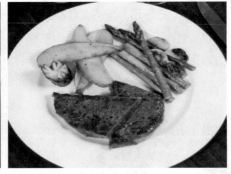

高蛋白质食物

脑瘫患儿要以碳水化合物摄入为主食，如粥、面食、米饭等，不要以零食取代主食的摄入，充足的碳水化合物摄入才能保证营养吸收，避免造成营养障碍。

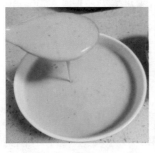

粥

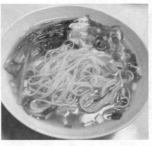

面条

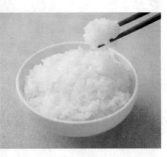

米饭

蔬菜水果中含有大量人体所需的维生素和膳食纤维，脑瘫患儿要多吃蔬菜和水果，这样能保持大便通畅。注意避免刺激性食物和难消化的食物。如果孩子挑食，不爱吃蔬菜，可以把菜剁碎，做成菜肉包子、菜肉水饺、菜泥、菜汤，教育孩子养成吃蔬菜的习惯。

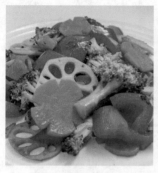 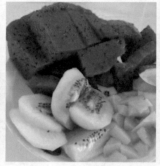 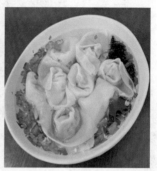

蔬菜　　　　　　水果　　　　　　馄饨

家长在给脑瘫儿喂食时要注意进食姿势，对无自行吞咽功能的脑瘫儿应该给予鼻饲。如果孩子具备一定的头部控制能力和躯干立直能力，家长可以让孩子坐在家长的一条腿上，孩子的膝关节屈曲放在家长另一条腿上。为使孩子髋关节也充分屈曲，家长的一只脚可踩在高度合适的凳子上。家长可以用一只手扶孩子的肩部或腰部，这样有利于正确的姿势发育，更利于喂食。

对于口腔闭合困难的脑瘫儿，家长可选用平勺，用勺底压住舌尖，防止患儿舌尖将勺子顶出。缓慢倒入食物后，家长可用两指头夹住孩子下巴稍用力慢慢上抬，帮助孩子嘴闭合。如果孩子将食物含在嘴里，家长可用轻抚孩子的颌下舌根部，帮助其吞咽。

喂养时，无论患儿为哪一类脑瘫，饮食选用体位的原则是一样的，不能采用仰卧位。那样食物容易噎着孩子，堵在气管里，被吸进肺部，是很危险的。总之，合理的饮食、科学的喂养是促进机体功能康复的有效途径。

朱莉、潘孜伟（泰兴市希望儿童康复中心）

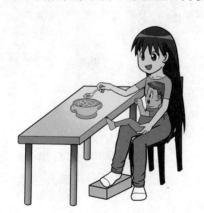

喂食姿势

植物状态儿童促醒要趁早

植物状态是慢性意识障碍的一种特殊类型，是指尽管孩子没有意识，但仍保留自主呼吸、心跳、温度等自主调节功能及睡眠-觉醒周期的状态。植物状态患儿醒时可睁着眼睛，眼球可以进行没有目的的转动,睡觉时会闭上眼睛,所以也被称为"睁眼昏迷"。植物状态可由于各种严重损害大脑的急性或慢性疾病造成,严重影响患儿生存质量,增加家庭照护负担。

植物状态的病因和表现有哪些

在病因方面,植物状态常见于颅脑外伤、脑炎、脑膜炎、溺水、电击伤、中毒、心跳呼吸骤停、癫痫持续状态、糖尿病、脑血管意外、神经系统退行性变性疾病等。

其特征性表现:认知功能丧失,无意识活动,不能执行指令;保持自主呼吸和血压;有睡眠-觉醒周期;不能理解或表达语言;能自动睁眼或在刺激下睁眼;可有无目的性的眼球跟踪运动;保持摄食,调节体温、水平衡、血糖和内分泌等生理功能。

植物状态会持续多长时间

根据植物状态的持续时间,分为持续性和永久性植物状态。植物状态持续 1 个月以上称为"持续性植物状态";非脑外伤导致的植物状态持续 3 个月、脑外伤后植物状态持续 12 个月以上则称为"永久性植物状态"。植物状态持续时间越长,苏醒过来的概率越小,但这些只是相对而言,临床上诊断为持续性乃至永久性植物状态的患儿经过积极促醒治疗,孩子意识恢复,经过后续系列康复治疗最后基本恢复正常的也屡见不鲜。

什么时候开始康复最好

对于植物状态患儿来说,康复时机的选择尤为重要。在疾病急性期,生命体征稳定后,康复团队就应进入儿童重症监护室进行早期康复

介入,促进意识恢复,预防肌肉萎缩、关节活动度受限等。一旦病情稳定后要尽早转入儿童重症康复病房,进行系统的促醒及综合康复治疗,康复医师会根据不同疾病时期及病情选择不同的康复治疗方案。一般来说,病后前 3 个月的康复介入至关重要,6 个月后意识未恢复者预后较差。

孩子能苏醒过来吗

孩子能否醒过来,也就是说预后如何,是家长最为关切的问题。一般来说,预后判断需要基于孩子的病史、辅助检查和专业评估,如原发病、年龄、植物状态持续时间、专业的临床行为学评定(如改良昏迷恢复量表 CRS - R),结合影像学(头颅 MRI、MRS、PET - CT、fMRI 等)、电生理学检查(睡眠脑电图、诱发电位、事件相关性诱发电位)及营养状态等综合判断。

促醒治疗方法有哪些

植物状态患儿的促醒治疗是一个综合、多元的系统工程,康复团队由医生、护士、治疗师、营养师及患儿家属共同组成,对患儿病情进行精准评估、基础及临床治疗、康复护理、营养支持等。

1. 促醒药物及神经修复药物:如金刚烷胺、唑吡坦、溴隐亭、左旋多巴等。

2. 感觉刺激技术:基于脑的可塑性及感觉剥夺原理,给患儿呈现各类环境刺激,让患儿跟随程序化的刺激,进而优化对环境的反应;还可以构建丰富的外部环境,潜在地影响患儿脑的结构和功能,促进脑的重塑。具体方法有音乐疗法、听觉刺激、视觉刺激、触觉刺激、嗅觉味觉刺激、体位刺激、运动刺激等。

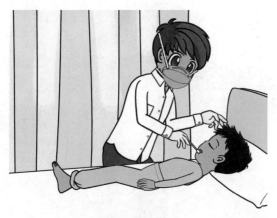

意识障碍促醒技术

3. **神经刺激**：通过特定的设备，有针对性地将电磁刺激或化学刺激物输送到神经系统特定部位，来改变神经活动。常见方法有重复经颅磁刺激、经颅直流电刺激、正中神经电刺激、深部脑刺激。

4. **高压氧治疗**：有利于提高脑组织氧张力，增加脑组织氧含量，促进意识恢复，改善生命功能活动。

5. **传统医学疗法**：针灸、穴位注射、按摩、中药等。针刺特定穴位具有醒脑开窍、改善大脑的血液循环、促进脑神经细胞的恢复与再生以及解除大脑皮层抑制的作用。经络穴位的刺激可激活脑干网状觉醒系统的功能，促进意识恢复。

清醒后，需根据孩子具体病情选择运动疗法、作业治疗及语言-言语训练、吞咽训练、认知训练、肉毒素注射、辅助器具适配、机器人智能康复等康复治疗，提高生活质量。

杨磊、朱登纳（郑州大学第三附属医院）

第五章

威廉姆斯综合征康复和预防

威廉姆斯综合征（WS），又称为 Williams-Beuren 综合征，是一种罕见的由于 7 号染色体长臂近端 7q11.23 基因微缺失导致的疾病，累及多个系统和器官。

常见的临床表现

心血管病变（75%～80%）：以主动脉瓣狭窄和肺动脉瓣狭窄为主。

精灵脸面容：前额宽广、眼距宽或伴内眦赘皮、鼻梁扁平、人中长、嘴宽唇厚、小下颌、耳朵突出、耳垂较大、眶周丰满、星状虹膜等。

智力障碍（75%）：多为轻度到中度智力障碍，表现为短期记忆和语言表达能力相对较好，但在视觉空间结构性认知方面极为薄弱。

独特的性格特征：活泼、过度友好、语言表达能力强、热情、焦虑、注意力不集中等。

生长异常：有特殊的生长曲线，宫内发育迟缓，生后体重及身高增长不良，平均成人身高低于正常第 3 百分位。

结缔组织异常：腹股沟疝、脐疝、声音嘶哑、皮肤松弛、关节活动受限或活动度过大等。

内分泌异常：特发性高钙血症、高钙尿症、甲状腺功能减退、性早熟等。

睡眠异常（65%）：包括睡眠潜伏期增加和睡眠效率降低，可能和褪黑素异常分泌有关。

其他相关异常：牙齿发育不良、远视、斜视、听觉过敏、中耳炎、感音神经性耳聋、慢性腹痛、遗尿症等。

针对性的综合康复治疗

感觉统合训练：前庭（包括重力与运动），本体感觉（包括肌肉与感觉）及触觉等多感官刺激的全身运动，在训练中同时给予儿童前庭、肌肉、关节、皮肤触摸、视、听、嗅等多种刺激，并将这些刺激与运动相结合。

肌力及核心稳定性训练：通过坐位、四点支撑位、跪位、蹲位、站立位等抗重力训练及抗阻力训练，激活患儿核心肌群，从而增强其姿势的稳定性。

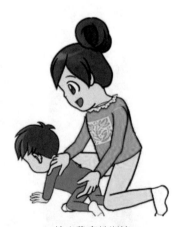

核心稳定性训练

游戏治疗：通过患儿感兴趣的游戏，让患儿在愉悦的环境下主动接受语言、运动、交流、认知和行为等训练。

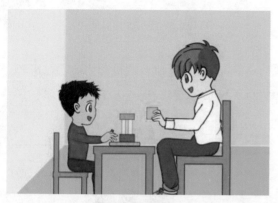

游戏治疗

活动观察训练：让患儿主动观察人（微笑、伸舌、点头和面部表情变化等）或物（玩具、个性化和特殊的仪器设备）进行反复主动的模仿训练。

通过心理及认知行为治疗等矫正认知和行为问题。

科学的预防措施

一级预防：提倡适龄婚育（24～29岁），避免近亲婚配。加强孕龄夫妇的各个方面防护，避免接触电离辐射、毒药、致癌物质等。对于有高危因素的孕妇进行产前遗传病高风险者筛查和监测。大多数WS患者为新发基因缺失，偶尔可见父母遗传给子女。父母携带 $7q11.23$ 基因微缺失时，再次生育再发风险为50%，患者父母若不是患者，再次生育再发风险小于1%。

二级预防：针对已经出生的表型可疑患儿，应尽早进行新生儿遗传学检测，及早明确诊断，提高生存率，避免或减轻继发性功能障碍。

三级预防：对已经确诊的遗传病患儿，不应歧视或放弃，而应尽早开始早期发育监测和康复治疗，促进发育，改善功能水平和未来结局。

胡婷婷、李锦（上海交通大学医学院附属新华医院）

关注罕见的脊肌萎缩症

脊髓性肌萎缩症（Spinal Muscular Atrophy，SMA）又称脊肌萎缩症。患者脊髓内的运动神经细胞受到侵害后，会逐渐丧失肌肉力量，渐渐地各种运动功能、吞咽功能、呼吸功能受到侵害。SMA虽然会造成患儿严重的运动障碍，但他们会思考、会学习、会与他人社交互动，关键是还很聪明。这都是他们的闪光点，不妨用这些美好的闪光点，开启一段快乐的时光，"热爱每一天"。

常见分型和特点

根据发病年龄和肌无力严重程度，SMA主要分为SMA-Ⅰ型、SMA-Ⅱ型、SMA-Ⅲ型，即婴儿型、中间型及少年型，少年型发病率最低。临床表现为进行性、对称性、肢体近端为主的广泛性弛缓性麻痹与肌萎缩。智力发育及感觉均正常。

婴儿型脊髓性肌萎缩

婴儿型脊髓性肌萎缩,也称为 SMA-Ⅰ型或 Werdnig-Hoffmann 病,俗称"卧者"。本型部分病例在宫内发病,胎动变弱,半数在出生时或出生后的最初几个月即可发病,且几乎均在 5 个月内发病。出生后即有明显四肢无力,喂养困难及呼吸困难。

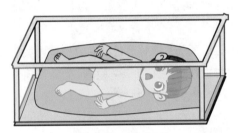

婴儿型脊髓性肌萎缩

临床特征表现如下。

1. 对称性肌无力:首先双下肢受累,迅速进展,主动运动减少,近端肌肉受累最重,不能独坐,最终发展为手足尚有轻微活动。

2. 肌肉弛缓、张力极低:患儿卧位时两下肢呈蛙腿体位,髋外展,膝屈曲的特殊体位。腱反射减低或消失。

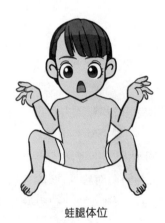

蛙腿体位

3. 肌肉萎缩:可累及四肢、颈、躯干及胸部肌肉,由于婴儿皮下脂肪多,故肌萎缩不易发现。

4. 肋间肌麻痹。

5. 运动脑神经受损:以舌下神经受累最常见,表现为舌肌萎缩及震颤。

中间型脊髓性肌萎缩

中间型脊髓性肌萎缩也称为 SMA-Ⅱ型、中间型 SMA 或慢性 SMA,俗称"坐者"。

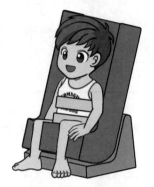

中间型脊髓性肌萎缩

发病较Ⅰ型稍迟,多于 1 岁内起病,进展缓慢,患儿在 6～8 个月时生长发育正常,多数病例表现为以近端为主的严重肌无力,下肢重于上肢。

许多Ⅱ型患儿可独坐,少数甚至可以在别人的帮助下站立或行走,但不能独自行走;多发性微小肌阵挛是主要表现;呼吸肌、吞咽肌、面肌不受累,括约肌功能正常。

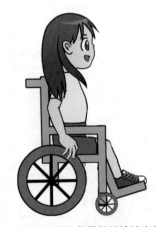

SMA-Ⅱ型患儿多需借助轮椅出行

少年型脊髓性肌萎缩

少年型脊髓性肌萎缩又称 SMA-Ⅲ型，也称为 Kugelberg-Welander 病、Wohlfart-Kugelberg-Welander 综合征或轻度 SMA。俗称"行者"。是 SMA 中表现最轻的一类。本病在儿童晚期或青春期出现症状，开始为步态异常，下肢近端肌肉无力，缓慢进展。渐累及下肢远端和双上肢。表现为神经源性近端肌萎缩。能行走的 SMA-Ⅲ型患儿可出现蹒跚步态，腰前突，腹部凸起，腱反射可有可无。维持独立行走的时间与肌无力的发病年龄密切相关。

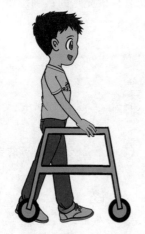

少年型脊髓性肌萎缩

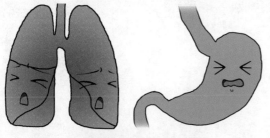

常见并发症：肺炎和营养不良

居家康复指导和游戏策略

本病可能有肺炎、压疮、营养不良、骨骼畸形、行动障碍和精神心理问题等并发症。居家康复，要尊重孩子的需求，享受快乐的时光；持续性治疗，要相信最好的治疗师是爸爸妈妈自己；维持现在的功能状态（宝贝能够坐着，就要维持"坐"这个功能）；预防退行性病变，强调即刻开始干预，再晚发现都不算晚；给予最舒适的照料。

1. SMA-Ⅰ型："卧者"

姿势控制：维持功能位、体位变化。

呼吸训练：在有辅助的条件下卧位转换为坐位，避免重力对呼吸肌的影响。

颈部直立位给予良好的支撑（爸爸妈妈可以用手帮助头部稳定），保持气道通畅。

肌力训练游戏：目的是维持现存的肌力。（患儿多对称性无力，首先双下肢受累，肌肉弛缓，肌肉萎缩），此游戏可以引诱孩子抬腿、伸手，父母可在旁逗引玩耍。

中线位训练：使双手能被患儿看见，通过游戏延长注意时间，增加手部运用。（坐位下，放一些玩具，训练抓握，强调宝宝的主动参与）

辅具支持：使用支具保持姿势，夜间应佩戴矫形器至少 60 分钟。最好整夜佩戴，每周至少佩戴 5 次。合适的轮椅适配。

营养：应调节患者能量、液体、常量营养素、微量营养素的摄入量及喂养时间，建议进行营养状况检测。保证足够的钙和维生素 D 摄入，促进骨骼健康。

2. SMA-Ⅱ型："坐者"

预防关节挛缩，矫形器、站立架持续牵伸；双侧肢体活动的对称性很重要；保持足的功能位；俯卧位，牵伸髂腰肌；指导患儿完成力所能及的日常活动。

呼吸训练：在座位下，吹颜料等游戏。

肌肉训练：Ⅱ型常近端肌力弱于远端，肩膀附近肌力比手部附近肌力弱。坐姿下的训练，可以拿玩具进行上举投递等小游戏，或是和孩子看书,把书本渐渐抬高,这样可以增强近端的肌肉运动的机会(所选择的游戏一定是宝宝喜欢的哟! 以增强其动机,促进参与)。

坐姿管理:使用坐姿矫正椅、轮椅,重视骨盆的控制;使用胸廓矫正背心,包裹髋关节,防止脊柱后凸;不断转换姿势:坐→卧→转身,每1～2小时就要换一次。

支具辅助:使用胸部支具维持姿势和提高功能。夜间应佩戴矫形器至少60分钟,最好整夜佩戴;每周至少佩戴5次支具。使用步态训练设备、利用上肢可移动式手臂支撑辅助上肢功能。

营养:出现生长障碍的患者,应补充营养辅助品,调节能量、液体、常量营养素和微量营养素的摄入。保证充足的钙和维生素D摄入。建议进食富含膳食纤维的食物,需配合充分补充液体。可适当服用肠道调节药物缓解便秘。

3. SMA-Ⅲ型:"站者"

移动训练:采用最省力的方法(宁行走不跑步),可以和家人一起散步、逛超市、逛花园。

辅具支持:辅具支持下行走,爸爸妈妈一定要记住:行走的姿势不是重要的,宝贝只要能走,愿意走就会更好。

预防关节挛缩:轻柔缓慢地牵伸肢体,不能出现疼痛,可向专业人士请教,夜间佩戴矫形器以预防踝关节挛缩。预防跌倒。

营养:按指导标准限制能量摄入,避免出现肥胖。如患者出现体脂增加或其他糖尿病前期症状,应及时告知患者并建议进行相关检查。如需要,为患者提供充足的钙和维生素D摄入,以促进骨骼健康。

温馨小贴士 ❤

1. 我们既要延缓病程,也要和宝贝一起快乐地度过成长时光,可以在游戏中一起互动,给父母和孩子美好的回忆。

2. 不要刻意强调训练,当孩子感觉到累了,一定要好好休息(他们都是很容易疲劳的宝贝)。

3. 穿鞋是很重要的,可以减缓足踝挛缩进程。

4. 鼓励孩子多参加社交活动,交一个好朋友也是一种好的心理支持。

康复即生活,生活即康复! 衷心祝愿每一位宝宝拥有享受美好生活的机会!

尚文静、刘芸(昆明市儿童医院)

SMA儿童的脊柱和关节康复管理

脊髓性肌萎缩症(Spinal Muscular Atrophy, SMA)是由于脊髓α-运动神经元变性,导致近端肢体和躯干进行性、对称性肌无力和肌萎缩的神经变性病。累及呼吸、吞咽、头颈控制、爬、坐、站及走等活动的肌肉,全身上下的肌肉都会受到侵害,下肢受累情况通常较上肢更为严重。中、重度患者的吞咽和呼吸功能也会受到不同程度的影响,进而增加呼吸道感染和罹患肺炎

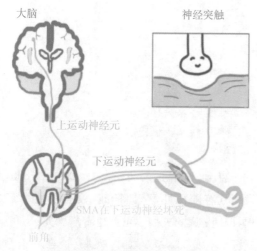

SMA 在下运动神经元发生坏死

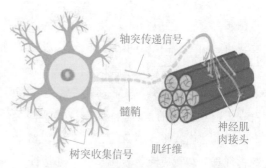

神经肌肉接头

的风险。通常，基于发病时间及所能达到的最大运动功能，患者被划分为多种类型。

60%～90%的 SMA-Ⅰ型和 SMA-Ⅱ型患者在儿童早期出现脊柱侧凸并持续发展，伴有不同程度的胸椎后凸，骨盆倾斜，髋关节脱位和关节挛缩。因此，脊柱和关节管理是 SMA 患者康复管理中的重要部分。

1. 定期进行脊柱/关节评估和检查：脊柱侧弯会加剧 SMA 患者的功能障碍，定期评估检查、监测脊柱侧弯的进展、及时采取干预措施能有效预防全身关节的僵硬和变形。目前专家共识一致认为，SMA 患者应常规定期进行临床脊柱检查、正侧位脊柱全长 X 片检查，以及关节功能的评估。

2. 脊柱侧弯的治疗与管理：脊柱侧弯角度＜20°，监测；脊柱侧弯角度＞20°，尤其是仍处于生长发育状态的儿童，建议使用脊柱矫形器；患者主弯 Cobb 角≥50°，进展速度每年≥10°，可考虑脊柱外科手术。

3. 关节挛缩的管理：挛缩会导致疼痛并阻碍 SMA 患者功能的实现。

SMA-Ⅰ型患者，日常使用矫形器进行上下肢矫形，膝盖固定器和手夹板进行固定和拉伸，踝足矫形器和膝踝足矫形器进行牵伸和体位摆放，胸腰骶椎矫形器进行体位摆放和辅助站立，

每周应进行 3～5 次。

SMA Ⅱ型和Ⅲ型患者应使用矫形器进行上下肢运动范围和功能的促进，定期拉伸有已知挛缩风险的部位，并使用膝盖固定器和手夹板。当上肢或下肢挛缩引起疼痛或功能障碍时，应考虑对 SMA 患者进行外科手术。

4. 髋关节不稳定的管理：髋关节不稳定在 SMA 患者中很常见，Ⅰ型和Ⅱ型患者常发生髋关节脱位。手术治疗仅应用于有严重疼痛的单侧或双侧髋关节脱位患者。

5. 骨健康监测及骨折管理：由于废用、骨质疏松和维生素 D 水平低，SMA-Ⅰ型和Ⅱ型患儿易发生脆性骨折。对于不能行走的患者，建议采用石膏固定的保守疗法，但石膏固定时间＜4 周。对于发生下肢长骨骨折的可行走患者及髋部骨折的不能行走的患者，使用内固定杆或骨折桥接板进行手术固定。

应定期对 SMA 患者进行骨密度检查、血清钙、维生素 D3 的检测，鼓励 SMA 患者在可能的情况下多晒太阳，必要时提供充足的钙及维生素 D 摄入，可考虑使用双磷酸盐，有助于防止骨质疏松。

黄浩宇、尚文静、杨波、王文娟、刘芸（昆明市儿童医院）

"唐宝宝"多不多见

1866年，唐·兰登(John Langdon Down)医生发现，有一群患者有相同的特征，于是便取其姓氏 Down，命名该症状为唐氏综合征(Down Syndrome)，即21三体综合征。顾名思义，该病是由先天因素造成的，具有特殊表型的智能障碍。国际上已正式将3月21日命名为"世界唐氏综合征日"，寓意唐氏患者所具有的独特性21号染色体三体。

唐氏综合征有哪些特征性表现

特殊面容：眼距宽，眼裂小，鼻根低平，舌胖，常伸出口外，流涎多；身材矮小，四肢短，由于韧带松弛，关节可过度活动；手指粗短，常见通贯掌纹、草鞋足，约半数患儿拇趾球部呈弓形皮纹。

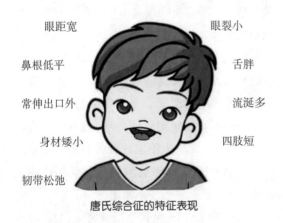

眼距宽　　　　　　　　眼裂小

鼻根低平　　　　　　　舌胖

常伸出口外　　　　　　流涎多

身材矮小　　　　　　　四肢短

韧带松弛

唐氏综合征的特征表现

智力障碍：其智能低下表现随年龄增长而逐渐明显。

性发育延迟：男孩长大后不会有生育能力；女孩长大后有月经，有可能生育。

其他畸形或结构异常：如先天性心脏病，免疫功能低下，易获得各种感染。

这是一个很多见的病吗

唐氏综合征的发病率为1/1 000～1/800，其发病具有随机性，毫无征兆，没有明显的家族史，即使健康的夫妇也可能生育唐氏儿。一般于妊娠15～20周，抽取孕妇血液进行检测，结合孕妇年龄、孕周、体重，综合判断唐氏综合征发生率。

不要因为非高龄孕妇，就降低对唐氏综合征的防范意识，因为凡是生育都有患病的风险。唐氏筛查是孕检中一项特别重要的检查，是发现有缺陷宝宝的一个有效的方法，准妈妈们要给予高度重视！

唐氏筛查是通过检测母体血清中甲胎蛋白(AFP)、绒毛促性腺激素(β-HCG)和游离雌三醇(E_3)的浓度，并结合孕妇的年龄、体重、是否吸烟、是否患有疾病等临床信息，综合计算出胎儿先天缺陷的风险，一般准确率为70%～80%。

唐筛检查结果通常分为低风险、高风险和临界风险。唐氏筛查仅是筛查，切不可根据有风险检查结果就认定宝宝有问题而引产。筛查结果若存在高风险情况者，需进一步进行羊水穿刺检查胎儿染色体核型。

1. **低风险：**说明患唐氏综合征的风险比较低，视为正常人群，后续正常产检，暂时无需特殊处理。

2. **高风险：**患唐氏综合征的风险比较高，应进行产前诊断，即羊水穿刺。

3. **临界风险：**也称为"灰区"，通常指不太放心，有唐氏儿发生的可能性，但是没到要做羊水穿刺的程度。"灰区"者建议做外周血无创DNA检测(孕12周～26周进行)。

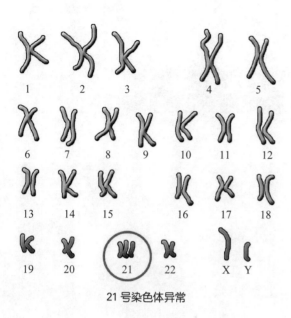

21 号染色体异常

如何对"唐宝宝"进行干预

唐氏综合征是染色体异常所致,目前没有治愈方法,只能对患儿的临床表现进行对应的康复干预。

1. 运动疗法

主要包括增强运动技能、增加肌肉力量、改善平衡功能的训练。物理治疗很重要,尤其是在孩子生命的早期,因为运动能力是其他技能发展的基础。翻身、坐、爬的能力会帮助婴儿扩大活动、增加认知范围,参与与他人的沟通互动。

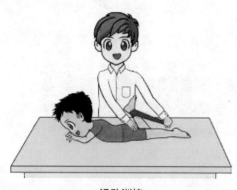

运动训练

2. 言语语言疗法

语言障碍是所有"唐宝宝"不得不面对的大问题,没有语言技能,他们获得的发展和帮助一定会大打折扣。提高他们的沟通技巧,更有效地使用语言,是幼儿时期最紧迫的康复内容之一。

唐氏综合征宝宝学会说话要比同龄人晚。语言治疗师可以帮助他们发展交流所需的早期技能,比如模仿声音、理解指令等。还可以通过其他技巧,通过吞咽、感觉脱敏、口肌训练等锻炼口腔功能。通常唐氏综合征的孩子早期获得语言很困难,但为了保持语言思维的发展,可以使用替代的交流方式,如手势和图片。

3. 作业疗法

根据每个"唐宝宝"的个人需求和能力,制定日常训练任务和课程,比如吃饭、穿衣、如厕等自我护理技能。作业治疗师可以通过辅助器具改善他们的日常生活活动能力,比如使用更容易握持的餐具、水杯等。

如果您见到这样一张"面孔"——经常张开的嘴巴,略显茫然的眼神,增宽的眼距,请不要表现出任何惊讶、害怕甚至嫌弃的神情,"唐宝宝"是上帝派来的天使,他们有生存的权利,有追求幸福生活的权利。请用对待正常人的方式对待他们,用宽广博爱的胸怀接纳他们!慢慢地,你会发现,一切并没有那么可怕,我们的宝宝原来如此可爱,如此坚强!

因"唐宝宝"智力明显落后于同龄儿,除以上康复治疗外,应该采用引导式教育和游戏治疗。选用丰富多彩的内容和手段,鼓励"唐宝宝"参与,从而促进其认知、运动、智力、言语以及学习等功能的改善,促进患儿身心健康发育。

朱佳晔(上海交通大学医学院附属新华医院)

第六章

儿童保健与护理

宝宝吃手不吃奶怎么办

家有小宝，"吃什么""不吃什么"，都是家里的大问题。对于新手爸妈来说，最常见的问题就是：宝宝不吃奶，反而爱吃手，令人困惑。

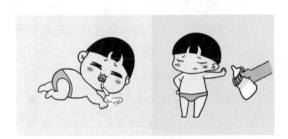

宝宝吐奶、不吃奶

问题1. 宝宝不吃奶，怎么办

宝宝出现厌奶，有些家长会很着急，害怕宝宝摄入营养不足而强行喂奶。这样只会加重宝宝的排斥反应。

正确做法是：放松心情，给宝宝一个轻松的吃奶环境。

可以在宝宝睡觉的时候喂奶，但注意不要让宝宝躺平了吃。可以把宝宝的头部稍稍垫高一点，或者是妈妈把宝宝抱在怀里喂奶。

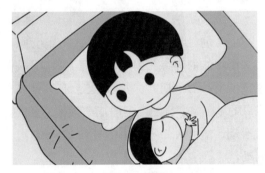

注意喂奶姿势

可以在喂奶前放些轻松的音乐，让宝宝的身心放松，以分散宝宝的注意力。这个时候给宝宝喂奶，就容易得多了。

一般宝宝在一岁左右出现厌奶，可以适当添加一些辅食，这样既能保证宝宝的营养，又能改善宝宝厌奶的情况。

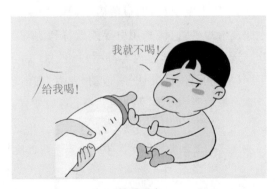

我就不喝！

给我喝！

排斥反应

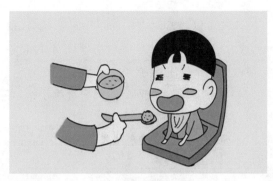

适当添加辅食

问题 2. 宝宝爱吃手,该制止吗

许多家长会发现,宝宝在两三个月的时候,喜欢把手放进嘴巴里。这种行为会不会不卫生、不健康?该不该制止呢?

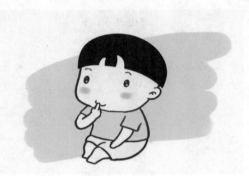

宝宝爱吃手

1. 多大的宝宝爱吃手

有的宝宝在妈妈肚子里的时候就有吃手的行为。

正常 0～4 月龄宝宝会吸吮任何触碰到唇周的物体,这是一种生理反射。

大多数宝宝从 2～3 个月开始吃手,7～8 月龄达到高峰,2 岁后逐渐消退。

2. 宝宝为什么会吃手

现代神经学认为,宝宝口腔周围神经发育较早,"口"是他们探索世界、体验环境的工具。

当大脑皮质发育到一定的阶段,具备了手、口协调能力,宝宝自己活动的自主性提高,也是智力发展的信号。也就是说,宝宝吸吮手指是生理、心理发展的正常表现。

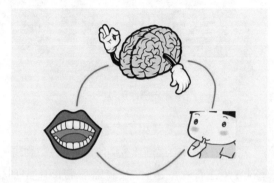

"吃手"由神经支配

3. 宝宝爱吃手,家长怎么办

正确的处理方法:保持宝宝小手干净和唇周的清洁干燥,及时清理宝宝能接触到的玩具物品,以免被随时放进嘴里。

在宝宝 7 个月大后,及时给予条状或指状食物,让宝宝手拿食物自我喂食,并注意看护,帮助宝宝顺利度过口欲期。

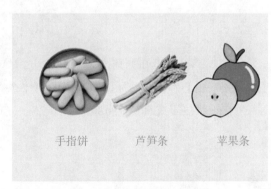

| 手指饼 | 芦笋条 | 苹果条 |

条状食物

可以在宝宝床头悬挂一些质地不同的小玩具,引导宝宝学习伸手去触碰不同质地、不同手感的物品。

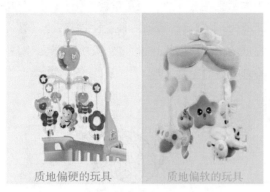

质地偏硬的玩具　　　质地偏软的玩具

不同质地玩具

4. 什么时候需要纠正吃手的行为

宝宝2岁后会逐渐改变，不再爱吃手。如果超过3岁还喜欢吃手，家长就需要帮助宝宝纠正。如果4岁以上的宝宝仍然爱吃手，则属于行为异常。一般在孤独、疲倦、沮丧、思睡、饥饿时发生，分离焦虑和生病时次数会增加。家长需要找到原因，及时干预。

另外，如果宝宝过度吸吮，导致手指蜕皮、肿胀、出血等情况，则需要随时进行纠正。

5. 怎么纠正宝宝吃手的行为?

家长可以经常对宝宝的小手进行抚摸、摆动，或者把玩具放进宝宝手里引导玩耍，以转移宝宝吸吮手指的注意力。

如果宝宝口欲过于强烈，频繁吸吮手指，可以考虑给予安抚奶嘴。

不赞成手指上涂抹辛辣或苦味的东西进行纠正。

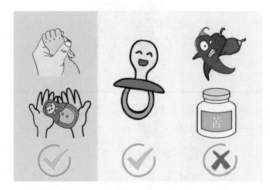

纠正吃手训练

黄云、李薇、廖小莹(广西壮族自治区江滨医院)

安抚奶嘴的实用技巧

很多新手爸妈不知如何安抚哭闹宝宝，对于安抚奶嘴也心存疑虑：可以用吗? 用到什么时候? 怎么给孩子戒断安抚奶嘴?

安抚奶嘴可以使用吗

安抚奶嘴的使用一直存在争议。有人认为让婴幼儿吸吮安抚奶嘴总比吸吮拇指好，也有人认为吸吮安抚奶嘴和手指都是坏习惯。事实上，一般婴儿在5～6月龄前都会通过吸吮来获得自我安慰。孩子2～3月龄就会吸吮手指，这是手、口动作的开始。使用安抚奶嘴也是一种吸吮的方式，一般建议婴儿母乳喂养建立后才开始使用安抚奶嘴。因此刚出生2～3周是不建议使用奶瓶或安抚奶嘴的，以免造成母乳喂养困难。

如果给孩子使用安抚奶嘴，需要选择适合孩子口腔特点的奶嘴。就像喝奶的奶嘴一样，奶嘴过长会导致恶心或吸吮的时候奶嘴前后移动造成不适。随着孩子长大，需要换大一点的安抚奶嘴。不同婴儿的嘴大小不一，应根据情况选择，就像我们有不同型号的衣服、鞋子一样。

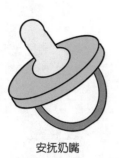

安抚奶嘴

使用安抚奶嘴时有哪些需要注意

从出生到6月龄，给婴儿使用安抚奶嘴可以让宝宝获得自我安慰。当婴儿睡着了或平静的时候，把安抚奶嘴拿开。6月龄的时候，可以给婴儿合适的东西进行咀嚼或口腔探索，以替代吸吮安抚奶嘴或手指的行为。此时的婴儿可以坐起来，用手握住玩具或物品放到嘴里，这是口腔探索的关键期，这样的探索对于以后的进食和语言能力发展是非常重要的。10月龄，婴儿开始学习其他的口腔探索的方式，如：咀嚼、啃咬、小口喝水或吹泡泡等。有研究表明，长时间使用安抚奶嘴有可能与中耳疾病、口腔念珠菌感染，龋齿以及牙齿错颌畸形等有关。因此，不建议长期使用安抚奶嘴。

怎么戒断安抚奶嘴

1. 给孩子耐咀嚼的饼干、口腔玩具或小口喝水等替代使用安抚奶嘴、吸吮手指的习惯。

2. 当孩子要求使用安抚奶嘴或开始吸吮手指时，请温柔地提供替代物。如果孩子不能马上接受替代物，可把替代物放在孩子触手可及的地方。如果孩子能够接受替代物，要给予正面的关注和表扬。

3. 可以改变一下安抚奶嘴的构造，比如在奶嘴上钻个洞或剪掉一半，这样就不能像往常

一样使用了，当然操作时需要注意安全和清洁。

4. 当孩子在一天中某个时间能够不使用奶嘴，如微笑、进食、喝水的时候，给予鼓励和表扬。当他们吸手指或使用奶嘴，选择忽视。忽视的是这样的行为，不是忽视孩子，这点需要家长注意。

5. 如果是大孩子，可以给他讲道理并制定计划以戒断使用安抚奶嘴或吃手的不良习惯。例如：告诉宝宝把安抚奶嘴送给隔壁刚出生的宝宝，作为礼物包起来。

6. 婴儿口腔按摩可以在6月以后进行，家长可以从嘴的内侧按摩颊部，从口角处开始，进而向后移动，小幅度，由前向后轻缓而有力地覆盖整个内侧颊部。两边按摩时间相同，刺激婴儿口腔咀嚼功能，获得更多的口腔体验。

有人采用惩罚的方式帮助孩子戒断安抚奶嘴或吸吮手指的习惯，这不是值得推荐的方式，建议采用关注好行为、忽视不良行为的方法。例如，孩子没有吸吮奶嘴的时候跟他说：你的嘴现在看起来漂亮极了。切记，吸吮安抚奶嘴是孩子已经建立的习惯，需要慢慢学习新的更合适的习惯来替代，要给宝宝一点时间。

大多数宝宝都喜欢新奇的口腔体验，相信孩子能够学会新的自我安慰的方式，戒断安抚奶嘴。

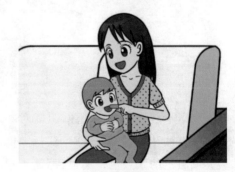

手指口腔按摩

李晶（嘉兴市妇幼保健院）

正确测量宝宝体温

从孩子出生那天起,每天给宝宝测体温,已经成了很多家长的习惯。特殊时期,体温更是一件大事。给宝宝测量体温听起来容易,其实里面有不少学问。宝宝的正常体温与成人略有差别,测量方式也不尽相同,而且现在市面上测量体温的仪器多种多样,更令人眼花缭乱。

体温计的种类

1. 水银体温计:水银体温计的优点是便宜,精准度高。这是最常见的体温计。方便人体不同部位测量,又可分为肛温表(身圆头粗)、腋温表(身扁头细)、口温计(身圆头细)三种。但是,它有一个很大的缺点,就是易碎。一旦破碎后,里面的水银泄露出来,对人体是有危害的。而且,由于宝宝娇小,用水银体温计时,无论是夹在腋窝(宝宝夹不紧),含在口里(容易咬碎),还是插入直肠(痛苦,宝宝不配合),操作起来都不方便。因此,不建议儿童使用水银温度计。

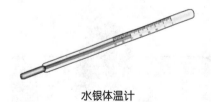

水银体温计

2. 额温枪:优点是方便快速,只需对着宝宝的额头按下测量键,一两秒即可获得宝宝体温。但是额温枪的缺点也很明显,那就是它测得的是宝宝体表的温度,受外界环境的影响比较大,不能够准确地反映宝宝的真实体温。

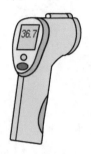

额温枪

3. 耳温枪:耳温枪的优点也是方便快速,使用方法和额温枪类似。使用时将探头对准宝宝的耳道,然后按下测温按钮,即可快速获得宝宝的体温。但是,耳温枪不适合给6个月以下的宝宝使用。而且,家长如果操作不正确,或者宝宝的耳道里有耳垢,都会影响其准确性。

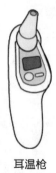

耳温枪

4. 电子体温计:电子体温计相当于传统水银体温计的电子版,它测量准确,测量时间也不算长,大概1分钟左右即可(根据电子体温计的灵敏度不同,需要测量的时间也是不一样的),比较适合给孩子使用。电子体温计的形状只有一种,可以用来量肛温、腋温或口温。当然,电子体温计也有一个问题,就是需要经常校准。

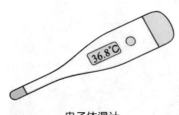

电子体温计

综上比较,电子体温计是最适合宝宝使用的,既安全又能保证准确性。

怎样正确测量体温

1. 口腔:舌下,紧闭口唇,测量 3 分钟,正常不超过 37.5 ℃,用于神志清楚且配合的年长儿。

2. 腋下:最常用,也最安全,测量至少 5 分钟,正常范围 36～37 ℃。

3. 额温:常常用于公共区域的发热筛查,正常范围 35.7～37.5 ℃。

4. 耳温:把耳温计放入宝宝的外耳道内测量,正常范围 35.7～37.5 ℃。

测量口腔温度前,不能喝热水。若喝了热水,请 30 分钟以后重新测量。吃完饭以后也不能立即测量体温,也需要 30 分钟以后再测量。

测量腋下温度前不能洗澡。若洗澡,请在 30 分钟以后进行测量。

额温受环境影响比较大,一般建议,刚刚从外面回来不能立即测体温,需要适应环境之后再进行测量。

测量耳温前不能洗澡,若洗澡,请在 30 分钟以后进行测量。

还要注意一些影响体温的非病理因素:从时间上来说,清晨体温低,下午至傍晚体温高;从季节上来说,夏季体温稍高;从综合因素来看,喂奶、饭后、运动、哭闹、衣被过厚、室温过高均可使体温升高。所以,家长在给孩子测量体温时要注意以上的情况,从而做出正确的判断。

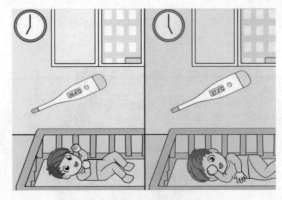

清晨和傍晚体温有所不同

李婷、李锦(上海交通大学医学院附属新华医院)

新生儿听力筛查未通过怎么办

新生儿听力筛查是指宝宝出生后至出院前以及出生后 42 天进行的听力筛查,用以初步判断宝宝是否存在听力损失。通过新生儿听力筛查,可以早期发现、早期诊断并进行早期干预和康复,即使是先天听力有障碍的孩子,将来也能与其他听力正常孩子无障碍交流,在主流社会中健康成长。目前采用的筛查技术主要为耳声发射(OAE)和自动听性脑干反应(AABR)两种。

新生的宝宝听力筛查未通过，该怎么处理

正常新生儿： 正常新生儿出生后48小时至出院前完成初筛，未通过者于出生后42天进行复筛。复筛仍未通过者，应当在出生后3月龄前转诊至听力障碍诊治机构接受诊断性听力测试，如果确诊听力损失的，需要在6月龄之前进行合理的干预。

高危新生儿： 入住新生儿重症监护病房（NICU）等具有高危因素的新生儿若出院前听力筛查未通过，则不需要再进行复筛，而是在3月龄之前直接前往听力障碍诊治机构接受诊断性听力测试。如果确诊听力损失的，需要在6月龄之前进行合理的干预。

新生的宝宝听力筛查不通过，听力一定有问题吗

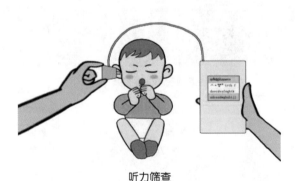

听力筛查

新生儿听力筛查结果可能受到多种因素影响，筛查不过关，并不等于听力有问题。据统计，正常新生儿听力损失的发生率在1‰～3‰，具有高危因素的新生儿听力损失的发生率则是2%～4%。因此，新生儿父母既要重视宝宝的听力筛查结果，又要冷静对待未通过的听力筛查结果。

哪些因素会影响听力筛查的结果

新生儿期外耳道羊水、胎脂、胎性残积物滞留会使耳声发射的传入刺激声和传出反应信号衰减或消失，从而导致耳声发射引出信号的减弱或消失。因此，筛查前适当用小棉棒清理外耳道，使外耳道洁净尤为重要。

新生儿中耳积液是影响耳声发射测试结果的主要干扰因素。中耳积液的患儿，无论耳蜗功能正常与否，其测试结果均可显示为异常。

筛查时小儿体动较多或烦躁，会出现假阳性。另外，如发现小儿感冒、鼻塞、流涕、咳嗽或喉鸣及呼吸音重等情形，建议先行治疗，等待症状好转后再进行复查，以免出现假阳性。

其他会影响检测结果的因素有：技术及操作等不规范，如耳塞未完全插入外耳道；耳塞的插头与导线之间断线；测试环境不符合标准等。

总而言之，听力筛查未通过，并不代表宝宝的听力一定有问题，但也绝对不可大意，必须要在宝宝3月龄之前，前往具有合格资质的听力诊断机构进行诊断性听力测试，明确孩子的听力情况。目前的医疗技术，即使是有听力障碍的宝宝，只要能早发现早诊断（3月龄前），进行早期干预（6月龄之前），孩子就能跟正常听力的孩子一样健康成长！

刘美怡（上海中医药大学）

宝宝睡眠大学问

儿童的睡眠是儿童大脑发育过程的主要活动,不同年龄阶段的儿童的睡眠时间是不相同的。总的来说,年龄越小,需要越长的睡眠时间,这与儿童生长发育,尤其是大脑发育的需要是一致的。科学研究发现,婴儿熟睡后,脑部血液流量明显增加,睡眠还可以促进脑蛋白质的合成及婴儿智力的发育,为机体的生长发育储备足够的能量和原料,有助于孩子身体免疫系统抵御机制的形成。充足的睡眠还有助于儿童记忆力的增强,对促进中小学生大脑发育、骨骼生长、视力保护、身心健康和提高学习能力与效率至关重要。既然孩子的睡眠这么重要,那么您知道孩子到底需要多长的睡眠时间吗?

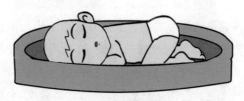

宝宝睡眠很重要

其实,根据宝宝的年龄,最佳睡眠时间有一定的发展规律,按照正常的情况,宝宝年龄越大,睡眠时间也就越短。

不同年龄段儿童的睡眠时间表

年龄	每日大约时长	每日睡眠次数	观察要点	注意事项
新生儿	20 小时	不限	呼吸及面色	睡眠期间的喂奶频率
2～3 月	18 小时	不限	呼吸、面色、姿势	睡眠期间的喂奶频率
4～6 月	16 小时	白天 3 次,每次 2 小时	呼吸、面色、姿势	调整白天固定睡眠时间
7～12 月	14 小时	白天 2 次,每次 2 小时	呼吸、面色、姿势	固定每日开始睡眠时间
13～18 月	11～12 小时	白天 2 次,每次 1.5 小时	呼吸、面色、姿势	固定每日开始睡眠时间
19～36 月	10～12 小时	白天 1 次,每次 2 小时	呼吸、面色、姿势	睡眠时是否闭眼安静
4～6 岁	10～12 小时	白天 1 次,每次 2 小时	呼吸、面色、姿势	是否有不良睡眠习惯
小学生	10 小时	保证午休时间 1.5 小时	姿势	是否有不良睡眠习惯
初中生	9 小时	保证午休时间 1.5 小时	姿势	是否有睡眠障碍
高中生	8 小时	保证午休时间 1 小时	姿势	是否有睡眠障碍

由此可见,睡眠是一个不断发展的过程,随着个体的不断成长,睡眠时间和模式也会发生变化。孩子白天的小睡次数是随着年龄的增加而减少的,学龄期儿童白天可能不午睡。需要提醒家长的是,睡眠时间存在一定的个体差异。长期睡眠时间少于上述推荐时间,则儿童的注意力、行为和学习问题发生的可能性将会增加,睡眠不足还会增加儿童发生意外、受伤、肥胖、糖尿病和抑郁症的风险。

在尽可能保证孩子每日睡眠时间的基础上,还应该让孩子养成一个良好的睡眠习惯,固定每日的入睡时间。首先,从生活习惯的角度来讲,如果能够养成固定睡眠的习惯,孩子的睡眠就会变成一种自动化的行为,每到规定的时间孩子就会自主地去睡觉,这样父母在管理上就会省事很多,孩子也会在习惯中学会自我管理,渐渐形成独立的生活意识和行为。其次,形成好的睡眠习惯以后,有助于孩子身体免疫系统抵御机制的形成。第三,规律睡眠还有利于儿童良好饮食习惯的养成。有些孩子因为熬夜而养成了晚上吃夜宵的习惯,这个习惯对少年儿童的健康成长是不利的。这是因为生长激素在晚上达到分泌的旺盛期,如果总是熬夜,会影响生长激素的分泌,继而有可能影响到身体的长高。而且在临睡前吃夜宵,加重胃肠道负担,易致儿童期肥胖,不利于健康。

2021年教育部就"关于进一步加强中小学生睡眠管理工作"发布正式通知,要求各地教育行政部门要高度重视做好中小学生睡眠管理与指导工作,将学生睡眠状况纳入学生体质健康监测和教育质量评价监测体系。对中小学生的每日睡眠时间也作出了明确规定,小学生就寝时间一般不晚于21:20;初中生一般不晚于22:00;高中生一般不晚于23:00。这一通知的发布就是要大力普及科学睡眠知识,切实保障学生良好睡眠,促进学生身心健康。

廖立红(柳州市潭中人民医院)

"臭脾气"宝宝也许有过敏

宝宝持续异常哭闹有时让家长心力交瘁,检查下来,一部分"臭脾气"宝宝其实是因为牛奶蛋白过敏。怎么会是"过敏"?宝宝的皮肤并没有发现皮疹呀?有的家长觉得不可思议。

过敏不一定有皮疹

其实,过敏的典型症状可以表现为湿疹、皮肤瘙痒,但是在日常生活中往往有一些"不典型"的过敏症状会被家长忽视,如异常哭闹、腹胀、反复便秘或腹泻、便血、生长缓慢等,都有可能与过敏有关。当宝宝反复出现以上症状,而且按照常规治疗方法无效时就要考虑有食物过敏的可能了。宝宝对牛奶蛋白过敏常常会出现肠道易激惹现象,表现为肠蠕动功能异常、消化功能异常等胃肠道症状,宝宝如果有肠绞痛就会异常哭闹。

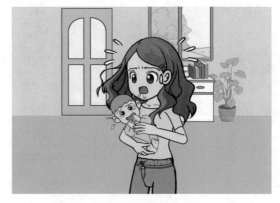

过敏会引起儿童哭闹

以下情况可确定宝宝属于食物过敏:有反复出现的肠绞痛或呕吐、腹泻等胃肠道症状,经常规治疗症状无好转,排除胃肠道感染等相关疾病;食物激发试验阳性;皮肤点刺试验或血清学过敏原检测提示有"牛奶蛋白过敏";回避相关可疑过敏食物后症状可减轻。

食物过敏宝宝通常近期生长发育迟缓,远期可能患其他过敏性疾病(哮喘、鼻炎等)。

食物过敏宝宝应该如何喂养

1. 过敏宝宝首选食物是母乳。母亲在进行母乳喂养期间，需要回避易引起宝宝过敏的蛋白质食物，同时需要补充足量的维生素 D 及钙剂。

2. 对于轻中度 IgE 或非 IgE 介导的牛奶蛋白过敏，如果不能全量母乳喂养，首选深度水解配方奶粉，氨基酸奶粉为使用深度水解配方无效或不耐受时的二线管理方案。

3. 使用深度水解配方奶粉或氨基酸奶粉喂养时间为 6 个月为宜，也可根据宝宝过敏程度延至宝宝 9～12 月龄。喂养期间注意监测宝宝的生长发育指标，同时在医生指导下科学添加辅食。

4. 定期体检，评估宝宝生长发育水平。在决定恢复常规饮食前进行再评估过敏风险程度，必要时继续饮食回避。

廖立红（柳州市潭中人民医院）

宝宝"游游"更健康

很多孩子都喜欢水，他们喜欢在水中嬉戏、打闹、各种翻腾，十分开心，似乎从小"游游"的孩子的身体更棒。这是为什么呢？本节聊聊水中运动那些事儿。

水对孩子有天生的亲和力，这可能是因为胎儿时期，妈妈子宫羊膜囊中的羊水环绕在胎儿四周，提供恒定的温度、缓冲外界的压力，让胎儿在宫内感到舒适和安全。

孩子们为什么喜欢水

水对水中的物体有一个向上的支持力，就是我们通常所说的浮力。浮力可以为孩子提供多个方向的支持，避免受伤，同时浮力也会提供一个减重的支持，孩子可在水中完成其他环境下不能完成的"高难度动作"，让孩子们有满满的成就感。

水中存在静水压。水越深，静水压越大，静水压可促进外周血液的向心性流动，增加心脏血液回流，改善心肺功能。

水作为液体，在临界层流动时的阻力即黏滞性，为水中运动提供适宜的阻力，可以使孩子的肌肉更有力量。经常在水中运动的孩子，其平衡性、协调性、肌肉力量、心肺功能都会更好。

每个孩子都能参加水上运动吗

水中运动那么多好处，是不是孩子们都可以参加呢？原则上，每个孩子都可以参加水中运动，但有以下情况是需要暂缓。

1. 局部或全身皮肤有破损、感染或者炎症；
2. 全身感染或炎性疾病急性感染期；
3. 严重心血管疾病，如复杂性先天性心脏病未行手术矫正；
4. 严重癫痫等神经系统疾病或认知功能严重障碍；
5. 骨折未愈合未固定、传染病等。

运动功能障碍的孩子也能参加水中运动吗

当然可以。水对儿童有天然吸引力，儿童参与水中运动的积极性、依从性、主动性较好，在水中运动时儿童的情绪状态也较好,这些优势都是其他运动疗法所不具备的。

水中运动时,孩子的肌肉放松、浮力的支持、水的温度、水的动态力量等都有助于缓解肌肉痉挛;利用水的温热效应和水中气泡、喷流产生的微细按摩作用等,可以松解结缔组织,促进血液循环,增强机体代谢,缓解关节僵硬,改善患儿的关节活动度。在浮力支撑下,患儿身体负重减少,可在减重环境中进行肌力训练、平衡和协调性训练、水中步态训练等;利用水的黏滞阻力、表面张力、内聚力等因素,可以设计不同的水中抗阻训练方案,增强肌肉力量。水中运动可以改善患儿异常姿势,提高身体平衡性、协调性、感觉运动能力,促进呼吸控制功能,改善心肺功能,提高免疫系统功能。此外,水中运动还可以促进孩子的身心放松、缓解疼痛与疲劳,减缓焦虑和抑郁,稳定情绪,增强自我意识和自尊,树立孩子的自信心,尤其对于脑瘫孩子的智力、语言、个性的发展都有极大的好处。

孩子参与水中运动时,家长应该注意什么

安全第一位。首先为孩子提供一个安全的水中运动的环境,其次,根据孩子的年龄和能力,提供相应的辅助器具,最重要的是,全程都要有成人监护。

对需要水中运动训练的孩子,需要专业的医生、康复治疗师评估孩子整体状况,如心肺功能、运动功能状态、认知情况等,制定安全可行的水中运动治疗方案,由专业康复治疗师实施或由治疗师现场指导家长实施。

让我们的宝宝们一起"游游"更健康!

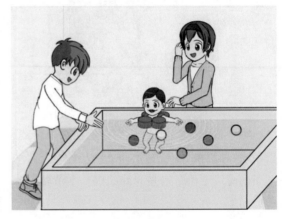

水疗

孔勉(成都市第一人民医院儿童康复中心)

科学补充宝宝的维生素

家长朋友们都知道,营养是儿童保健的重要措施,是保证儿童生长发育及健康的先决条件,孩子们从出生后 7 天开始,每天都需要补充维生素 A 和维生素 D,预防营养性维生素缺乏性疾病。因此,在儿科临床工作中,经常有家长疑虑重重地问:"有商品销售的朋友说,是药三分毒,药准字的维生素有毒,不能长期给孩子吃!医生您说,药准字的维生素有毒吗?每天都需要给孩子补充,持续多年会毒害到孩子吗?"

药准字的维生素有"毒"吗

在临床工作中,面对"药准字的维生素有毒"这个问题,不少儿科医生也是目瞪口呆,不知如何回答才好。这种对药准字号产品的攻击

性说法,道理虽然能讲通,但诱导关注"毒"的意图非常巧妙,其营销宣传自己的"无毒"产品目的也是很明显的。

具体来说,药准字的维生素是否有毒,要看用于何处、怎样使用。从健康疗效角度看,药准字的维生素更对症、更安全、更经济实惠。对于任何产品,如果成分相同,药准字与非药准字产品的副作用是一样的。人体需要各种养分,摄入各种维生素,在当今物质丰富的时代,其来源可以多样,而且适当剂量都是无毒的,过量或者混杂有人体不需要的成分则可能都有毒性。这和日常生活中的饮食一样,再高级的食品饮品,如果过量或被有害成分污染,都可能会有毒性。比较而言,药准字号产品比同类其他准字号产品的生产要求更高、检验监督更严格,遵医嘱适当剂量、规范服用应该是更安全有效的。在这里要特别提醒,加上药准字号的产品,不是加上了有毒成分,只是增加了产品的检验审查标准和要求。因此,药准字号应该更安全可靠。

儿童需要补充维生素吗

维生素是维持人体正常生理功能所必需的一类有机物质,其主要功能是调节人体的新陈代谢,不产生能量。尽管需要量不多,但多数维生素在人体内不能自然合成或合成量不足,因此,必须从食物或食物补充剂中得到供给。药准字的维生素也是一种食物补充剂,属于营养药品类。

儿童生长发育快,新陈代谢旺盛,需要各种营养素均衡摄入。但是,儿童消化系统发育不成熟,摄取、咀嚼、吞咽能力都处在发育成熟中,饮食性状、结构和成分都受到很大的限制,特别是以乳类流质食物为主食的婴幼儿,容易发生维生素的缺乏。多年来,多项临床研究均证实,儿童容易缺乏维生素 A、维生素 D、维生素 C、B

族维生素、维生素 E、维生素 K,需要通过药物适当补充才可以满足儿童生长发育和康复需要。

如何补充维生素有利于儿童健康

儿童出生后,即需要尽早开始规范补充维生素 A 和维生素 D。维生素 C、B 族维生素等,有病理情况导致消耗增加、摄入不足,不能满足生长发育需要时,可以遵医嘱适当短期补充。

1. 维生素 A 需要每天补充,特别是出生后 7 天到 3 岁

维生素 A 即视黄醇,在动物性食物如乳类、蛋类和动物内脏中含量丰富,植物来源的胡萝卜素也是维生素 A 的重要供应来源。胡萝卜素在深色蔬菜中含量较高,但其在人类肠道中的吸收利用率很低,约为维生素 A 的 1/6。维生素 A 在人体的代谢功能中具有非常重要的作用,参与了很多生理生化过程,缺乏维生素 A 会导致多种病理生理变化。

维生素 A 缺乏症目前仍是不发达国家中影响儿童健康的主要疾病之一。病理变化主要为皮肤黏膜变化和免疫力下降,主要的临床表现为:①毛囊角化、角膜软化改变;②视网膜上视紫红质更新导致夜盲症;③免疫功能下降,儿童容易反复发生呼吸道感染。

儿童出生后,每天口服维生素 A1 500 IU～2 000 IU,可以有效预防维生素 A 缺乏。目前多数学者认为,应至少补充到 3 岁,如果儿童 3 岁后富含维生素 A 的动物性食物摄入仍然不足,不能满足生长发育需要,可以继续补充到 5 岁,或者更长时间。

2. 0～3 岁婴幼儿必须每天补充维生素 D,也可补到青春期

维生素 D 是一组具有生物活性的脂溶性类

固醇衍生物,主要来源于摄入的食物,和由皮肤经日光中紫外线的光化学作用转变合成。维生素 D 在维持儿童正常生长发育中有着很重要的生理功能,是维持健康的骨骼、肌肉、神经发育和免疫功能不可缺少的营养素。

母乳、牛乳等儿童天然食物中,维生素 D 含量较少,谷物、蔬菜、水果几乎不含维生素 D,肉和鱼中含有少量维生素 D,皮肤经光照合成是人类维生素 D 的主要来源。皮肤产生维生素 D 的量与日照时间、波长、暴露皮肤的面积有关。儿童特别是小婴儿,由于生长发育快、户外活动较少,日光照射时间短,较易发生维生素 D 缺乏。

营养性维生素 D 缺乏性佝偻病,是由于儿童体内维生素 D 不足导致的钙、磷代谢紊乱,引起以骨骼病变为特征的全身慢性营养性疾病,典型表现为生长中的长骨干骺端和骨组织矿化不全导致的骨质软化症。维生素 D 缺乏的早期可出现易激惹、烦躁哭闹、多汗等神经兴奋性增高的表现,同时免疫力下降,儿童容易发生呼吸和消化系统感染性疾病。因此,营养性维生素 D 缺乏佝偻病是我国重点防治的小儿四病之一。

儿童出生后,每天口服维生素 D 400 IU～800 IU,可以有效预防维生素 D 缺乏。目前多数学者认为,应至少补充到 3 岁,如果儿童 3 岁后日照时间仍然短、通过食物摄入的维生素 D 仍然不足,不能满足生长发育需要,可以继续补充到 5 岁,或者更长时间,可以补充到青春期。

目前在市场上,适合儿童服用的国药准字号维生素 A 和维生素 D 制剂都有销售,也有维生素 A1 500 IU～2 000 IU、维生素 D400 IU～800 IU 混合制成的维生素 AD 制剂,家长朋友们可以依据儿童需要或遵医嘱选用。

徐灵敏(复旦大学附属中山医院青浦分院)

湿疹宝宝的正确洗澡方式

宝宝从呱呱坠地开始,就离不开清洁沐浴,然而婴儿的皮肤娇嫩脆弱,洗完澡后皮肤容易干燥瘙痒。如何正确沐浴,是每个家长都关心的问题,尤其对于患湿疹的宝宝,家长们更是担忧。

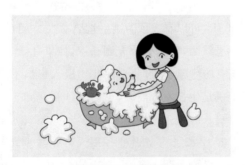

合理洗澡有助缓解湿疹

湿疹宝宝能洗澡吗

很多新手父母都误以为湿疹宝宝要保持皮肤干燥,不能经常洗澡。然而《中国特应性皮炎(湿疹)诊疗指南 2020 版》明确提出,合理的洗浴既可以去除皮肤表面污渍和痂皮,又可以降低细菌定植数量,使皮肤清洁,有助于缓解湿疹症状和预防复发。因此湿疹患儿可以洗澡,只是每天最多只能洗一次澡。洗澡时,水温应该凉一点,但房间要保持暖和,避免因突然温度变化而引发皮肤瘙痒。

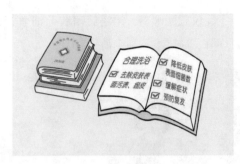

洗澡好处多

湿疹宝宝洗澡能用沐浴露吗

家长们往往担心沐浴露会加重湿疹，从而拒绝使用，其实宝宝皮肤代谢分泌旺盛，皮肤的排泄物较多，易出汗，尤其是皮肤皱褶部位，仅仅用清水难以清洗干净，而使用低敏无刺激的儿童专用沐浴露能够有效清洁，避免代谢产物堆积毛孔堵塞。当洗澡结束后，在皮肤还是潮湿时，尽快涂上保湿润肤霜。保湿剂和润肤剂可以避免皮肤干燥，保持皮肤光滑，也能明显减少皮肤瘙痒、皮肤发红。

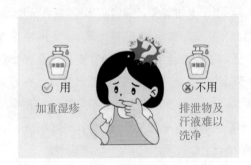

洗澡误区

湿疹宝宝选用何种沐浴露合适

婴幼儿的皮肤厚度仅仅是成人的 1/3，皮肤屏障功能弱，极易损伤，特别是湿疹宝宝的皮肤更是娇嫩脆弱，洗澡时建议尽量选用滋润型，且无酒精、香精、色素、防腐剂，pH 值约为 6、呈弱酸性的儿童专用沐浴露，防止过度清洁、皮肤刺激，避免肌肤清洗后干燥紧绷。

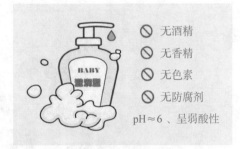

儿童专业沐浴露

草药偏方沐浴更健康吗

宝宝的皮肤角质层薄、毛细血管丰富、渗透能力强，偏方药浴时容易吸收草药中的成分，可能引起部分宝宝过敏、溶血、肾脏功能损害等不良反应，影响宝宝生长发育。如非医生建议或遵医嘱，不建议私自使用各种草药偏方给宝宝沐浴，尤其湿疹宝宝皮肤本已受损，更要谨慎。

湿疹宝宝洗澡有何要求

沐浴时间：建议选择白天，比较温暖，不易着凉。

环境准备：洗澡前打开暖气，室内温度控制在 26～28 ℃。

沐浴前清洁：可以先用棉柔巾和温水清洗干净小屁屁的排泄物，家长彻底清洗双手。

沐浴水温：32～37 ℃。

沐浴时间：5～10 分钟。

沐浴露：使用低敏、无刺激、弱酸性的儿童专用沐浴产品。

洗浴频率：每日或隔日 1 次。

皮肤保护：轻轻擦干水后立即使用足量润肤剂保湿(湿疹宝宝建议每天多次使用润肤露)。

沐浴后：及时穿衣、包裹，充分保暖，避免受凉。

不建议立即喂养：沐浴后四肢毛细血管扩张，胃部血液减少，不利于消化。

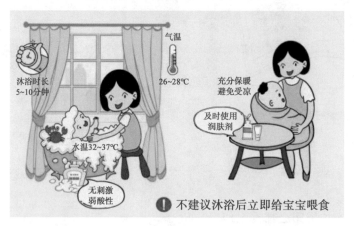

注意事项

黄琳、黄萍萍、凌俊、李亚辉　孟鹂、滕高菁、杨洋、赵培新（广西壮族自治区江滨医院）

宝宝的鞋子越软越好吗

宝宝在满 1 岁之后大部分都已开始学习走路，很多爸妈都会在此之前着急地给宝宝穿上鞋子，以为这样可以更好地保护宝宝的小脚丫。其实过早地穿鞋，对于宝宝足部发育以及学习步行是非常不利的。那么什么时候开始给宝宝穿第一双学步鞋？多项调查显示超过 93％ 的爸妈都认为宝宝的学步鞋是越软越舒服，越软越有利于宝宝行走，然而事实的真相是什么？

过早给宝宝穿鞋可能不利于宝宝的足部发育。小于 1 岁的宝宝足部脂肪垫厚，富有弹性，足部骨骼 70％ 为软骨，足底神经丰富，足部稳定性差，光脚丫可以让宝宝的足部有更多机会接受各种不同的感觉刺激，能促进足部以及大脑更好发育。所以小于 1 岁的宝宝首选不穿鞋，宝宝的脚丫在不受束缚的情况下发育得最好，学步以前不用着急给他套上鞋子，如果冷，穿上小袜子就够了。

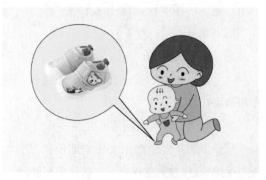

很多家长偏爱软鞋

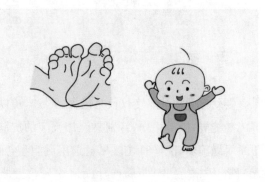

光脚走路感觉更好

什么时候开始给宝宝穿鞋

1～3岁学步期,由于足部脂肪垫厚,足部骨骼以软骨为主,支撑力度不足,宝宝的足部无足弓,呈生理性扁平足。此时鞋子不仅能保护足部,同时还可以有效地固定足跟,支撑足弓,减少足部发育异常,因此选择一双合适的鞋子至关重要。

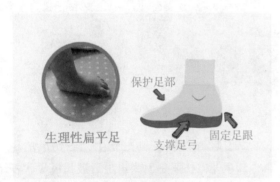

学步期鞋子的作用

如何给宝宝选择学步鞋

1. **尺码合适。**如果鞋子太大,宝宝活动时脚在鞋子里来回滑动,得不到有效的支撑和保护,影响踝关节稳定;反之则足部容易受挤压,疼痛,妨碍发育。建议以宝宝的脚趾碰到鞋尖,脚后跟可塞进大人的一根手指为宜,太大与太小都不利于宝宝的脚部肌肉和韧带的发展。

2. **材质透气。**宝宝活动多,脚易出汗。布面、布底制成的童鞋既舒适,透气性又好;软牛皮、软羊皮制作的童鞋,鞋底是柔软有弹性的牛筋底,不仅舒适,而且安全。不要给宝宝穿人造革、塑料底的童鞋,因为它们不透气,还易导致滑倒摔跤。鞋面要柔软,最好是光面,不带装饰物,以免宝宝在行走时被牵绊,以致发生意外。

3. **软硬适中。**1～3岁可选择鞋面柔软舒适、高帮、硬底的鞋,并且不宜过重,后跟硬挺能帮助支撑宝宝的脚后跟,使踝关节稳定,利于学步。随着足部的发育,3～6岁儿童脚底厚厚的脂肪逐渐消退,足部骨骼开始骨化,足弓形成,扁平足得以改善,儿童足部稳定性逐渐增强。可选鞋底后跟和帮面较坚硬的鞋子,可承托足弓,保证足弓的正常发育。

4. **鞋头保护。**宝宝刚学走路的时候,稳定性差,学会走路后蹦蹦跳跳,容易磕碰受伤,所以鞋头保护性设计很重要。宝宝宜穿宽头鞋,以免脚趾在鞋中相互挤影响生长发育。

5. **及时更换。**4岁以前的宝宝,足部生长发育速度快,鞋子很快变小,爸妈应注意及时给宝宝更换合适的尺码。

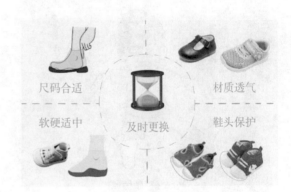

选择合适的鞋子

五个窍门选一双好鞋

一折:对折鞋底,前1/3处可弯曲,后2/3不能折叠;

二捏:捏鞋子的后跟和前部包头,要有一定硬度;

三拧:两手对拧鞋子,鞋身不易变形;

四按:按一按鞋子内部前掌位置,不能太柔软;

五闻:闻鞋子无异味。

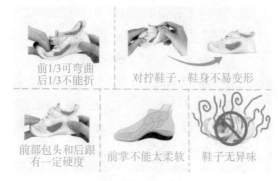

前1/3可弯曲
后1/3不能折

对拧鞋子，鞋身不易变形

前部包头和后跟
有一定硬度

前掌不能太柔软

鞋子无异味

选好鞋子"五窍门"

黄琳、陆雄燕、陆明旭、庞江玲　孟鹏、钟川、滕金英、李亚辉（广西壮族自治区江滨医院）

完全可以预防的儿童破伤风

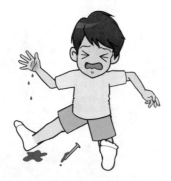

当心儿童破伤风

破伤风是破伤风梭状芽孢杆菌感染引起的细菌感染性疾病，是破伤风梭状芽孢杆菌通过破损的皮肤或黏膜侵入人体，在厌氧环境中繁殖并产生外毒素，引起以全身骨骼肌持续强直性收缩和阵发性痉挛为特征的急性、特异性、中毒性疾病。

什么是"七风"和"脐风"

破伤风分为新生儿破伤风和非新生儿破伤风。出生后28天以内的新生儿罹患的破伤风，称为新生儿破伤风。

"七风"和"脐风"都是新生儿破伤风的俗称。新生儿破伤风是因为出生后破伤风梭状杆菌侵入脐部而引起的疾病，从细菌入侵到发病的潜伏期为3～14天，多为4～7天，大多数新生儿破伤风发病的日龄为生后7天，所以俗称"七风"。因为新生儿破伤风是细菌侵入脐部而引起的疾病，所以俗称"脐风"。

随着我国城乡新法接生技术的应用和推广，新生儿破伤风已明显减少。

怎么诊断破伤风

非新生儿破伤风，是指患者年龄超过28天的破伤风，是目前需要重视的一个公共卫生问题。

破伤风的诊断依据是细菌入侵机体的病史、典型临床表现、实验室检查等。

1. 细菌入侵机体的病史：创伤、扎伤等，但外伤史不是诊断的必要条件。

2. 破伤风的临床表现：儿童破伤风早期症状多为哭闹、口张不大、吃奶困难，如用压舌板压舌时，用力愈大、张口愈困难，有助于早期诊断。随后发展为牙关紧闭、面肌紧张、口角上牵、呈"苦笑"面容，伴有阵发性双拳紧握。上肢过度屈曲，下肢伸直，呈角弓反张状。呼吸肌和喉肌痉挛可引起青紫、窒息。痉挛发作时患儿神志清楚为本病的特点，任何轻微刺激即可诱发痉挛发作。

3. 实验室检查：取伤口处分泌物，可通过直接涂片镜检、厌氧菌培养、破伤风梭状芽孢杆菌 PCR 等 3 种方法检测破伤风梭状芽孢杆菌，阳性可以协助诊断，但阴性不能排除诊断。5 年内没有注射破伤风疫苗，破伤风抗体检测阳性也是一个重要诊断。

4. 压舌板试验：对诊断有疑问的病例，可采用压舌板试验，方法为使用压舌板轻触患者咽后部，发生咬肌反射性痉挛，而非正常的反射性恶心为阳性，此检查方法的敏感性（94％）和特异性（100％）均较高。

怎么预防破伤风

1. 新生儿破伤风的预防：严格执行新法接生完全可预防本病。一旦接生时未严格消毒，须在 24 小时内将患儿脐带远端剪去一段，并重新结扎、消毒脐蒂处，同时肌注破伤风抗毒素（TAT）1 500～3 000 IU，或注射破伤风免疫球蛋白（TIG）75～250 IU。

2. 非新生儿破伤风的预防——计划免疫：出生后遵照国家计划免疫程序，于出生后 3、4、5 个月进行 3 次百白破疫苗的全程注射。再于生后 18 个月和 6 周岁分别加强一针。遵照国家这个免疫计划，出生后 5 个月～11 周岁的儿童，不小心创伤有破口，只需要清创、局部抗感染处理，不需要打任何破伤风免疫制剂。

3. 非新生儿破伤风的预防——外伤后免疫治疗：如果患儿出生后没有遵照国家计划免疫程序完成百白破疫苗的全程 5 次注射，或者大于 11 周岁，外伤后要及时就医，说明病史和预防接种史。在伤口局部处理的同时，要及时给予全程的破伤风免疫制剂，包括破伤风抗毒素（TAT）和破伤风免疫球蛋白（TIG）。

徐灵敏（复旦大学附属中山医院青浦分院）

运动为什么能增高

孩子的身高除了和遗传、营养、睡眠等基本因素有关联之外，运动也很重要。

运动不仅可以促进生长发育，还可以消耗能量，有助于减肥，维持良好的体态。

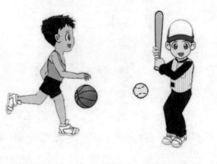
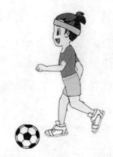

运动训练

运动可以增加对骨端骨板的刺激，加速骨细胞增殖，从而促进骨骼的生长。运动也可以刺激脑垂体的分泌，持续1～2小时的中等强度的体育运动可使生长激素含量明显增加。

有助于长高的运动

1. 跳跃项目：跳绳、蹲跳起、单脚交换向前、跳台阶、纵跳摸高。

2. 有氧项目：高抬腿跑、跑楼梯、大步走、慢跑、篮球（篮球运动建议8岁以上的儿童，效果会更好）。

3. 伸展性项目：提踵练习（踮脚尖）、直腿仰卧、仰卧屈体、拉腰背、体前屈。

跳跃类运动对身高增长的作用明显高于其他运动。跳跃类运动时产生的垂直应力，对长骨、软骨细胞增殖有显著作用。跳跃类运动后血清IGF-1含量增加最多，而IGF-1在骨生长发育中发挥重要作用。

特别推荐跳绳运动

在所有促进身高增长的运动中，跳绳是最有助于身高增长的，也是最为简单、有效持续刺激骨骺的方法，也对下肢骨产生适度的压力，还可加快胃肠蠕动和血液循环，促进机体的新陈代谢，尤其是融合长高动作的花样跳绳，比普通单一跳绳对身高的促进作用更明显。这样的跳法不仅使运动方式、运动强度都得到提升，且具有趣味性，更能吸引孩子坚持练习，有利于增长身高。

以下是一套跳绳间歇性训练（跳跃＋有氧）：

1. 将跳绳拉直放在地上，绕着跳绳快步走或边走边跳：3～5分钟；

2. 将跳绳在地上围成一个圆形，从圆外跳向圆内，再从圆内跳回圆外：15～20秒；

3. 双脚跳绳：1分钟；

4. 将跳绳拉直放在地上，左脚单脚来回跳：15～20秒；

5. 侧面摇绳（右侧）：10～20秒；

6. 双脚跳绳：1分钟；

7. 将跳绳拉直放在地上，右脚单脚来回跳：15～20秒；

8. 侧面摇绳（左侧）：15～20秒；

9. 双脚跳绳：1分钟；

10. 放松或整理运动：3～5分钟。

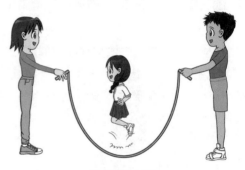

跳绳有助长高

研究表明花样跳绳10分钟相当于游泳40分钟、跑步37分钟，效率是其他运动的1.5～4倍，是短时间内能达到最大运动效率的有氧运动。通过动作的节奏和速率变化，达到最合适的运动强度，对生长激素分泌的促进作用最明显，能有效促进儿童长高。专家研究发现：坚持花样跳绳运动的孩子比一般的孩子，平均增高至少3厘米。

注意事项：跳绳过程中，应监测孩子的心率，如心跳过快可以适当休息一段时间。跳完后少量喝水，避免造成心脏负担。

青少年儿童适宜的活动量

有助孩子长高的运动应每天至少累计达到60分钟的中、高强度身体活动，包括每周至少3天的高强度身体活动和增强肌肉力量、有助于

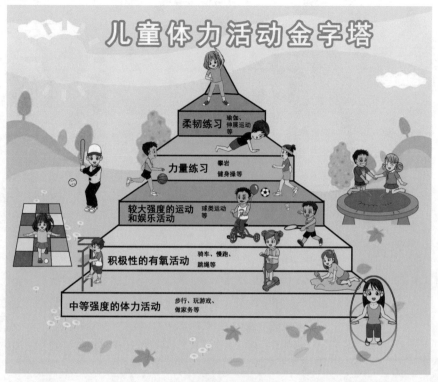

儿童体力活动金字塔

骨骼健康的抗阻活动。

运动应循序渐进,逐渐加量和强度;良好的运动姿势和达标的运动强度比运动量重要;运动应在饭后至少60分钟进行,晚上睡前1小时不要做剧烈运动;运动前需做好热身和准备活动;运动后需做好拉伸和放松;身体不适时不要强行运动。

温馨小·贴士

1. 擦伤:先用生理盐水冲洗伤口,用碘伏消毒,若伤口较深,及时去医院处理。

2. 扭伤:24小时内用冰袋冷敷扭伤的部位,弹性绷带加压包扎,抬高患肢。

3. 抽筋:用抽筋小腿对侧的手,握住抽筋腿的脚趾,用力向上拉,同时用同侧的手掌压在抽筋小腿的膝盖上,帮助小腿伸直;弯曲抽筋的大腿,与身体成直角,并弯曲膝关节,然后用两弯曲着小腿,用力使它贴在大腿上,并做震荡动作,随即向前伸直,反复做此动作。

4. 肌肉拉伤:24小时内用冰袋或冷水进行冷敷,24小时后,可用盐水热敷、按摩或贴上活血药膏。

张婷(内蒙古巴彦淖尔市临河区康复医院)

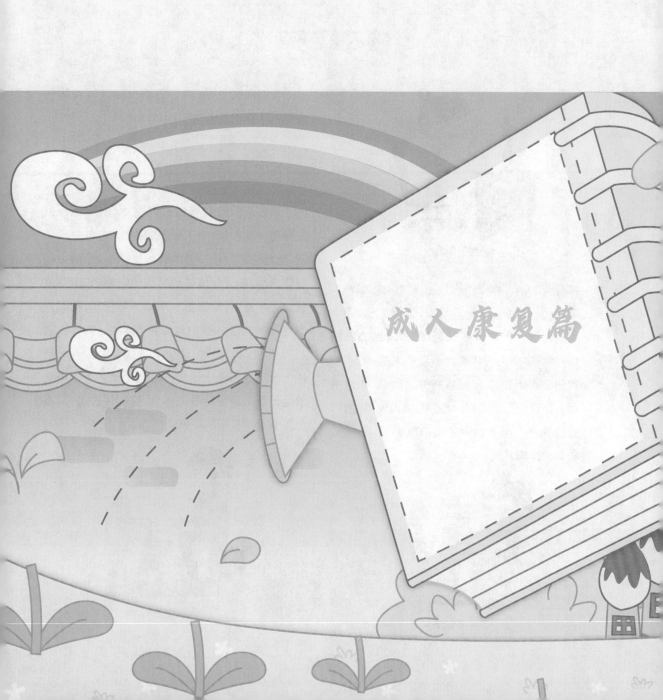

成人康复篇

第七章

运动与健康

避免久坐伤身有妙招

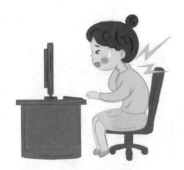

久坐易伤肌

所谓"久坐伤身",那么久坐究竟有多糟糕?

久坐不动不仅会导致肌肉、骨骼疼痛,还会因为缺乏运动带来许多问题,例如增加心脏病发病风险,增加头痛和消化不良的发病率,还会导致超重或肥胖、2型糖尿病等。然而,在这些问题一出现,我们能够稍加重视并积极锻炼,可能就会抵消久坐不动带来的消极影响,有效改善我们的健康状况。

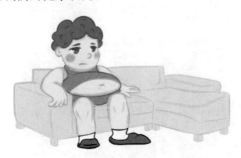

久坐易肥胖

长时间久坐,哪些好方法可以减轻身体伤害呢?让我们看看这些"小妙招"。

动一动

虽然我们有时候会长时间地保持坐姿,但关键的一点在于,坐了一段时间后,记得要动一动,动静交替。在一天的日程安排中,穿插一些身体活动,确保身体得到足够的锻炼,如走路或骑自行车上下班、提前一两站下公交车、在离目的地尽可能远一些的地方停车走路到单位、适当爬楼梯、每过30分钟站起来活动一下身体……这些都能让你时不时地活动一下。适量的运动能帮助保持最佳体重,也能保护关节,避免关节受到长期的损害。

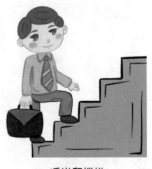

适当爬楼梯

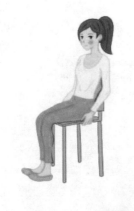

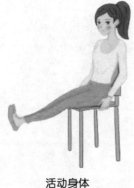

活动身体

拉伸训练

如果我们长时间懒洋洋地坐着，容易出现圆肩驼背，上背部和颈部的肌肉会变弱，肩膀和胸部的肌肉也会变紧，可能导致肌肉酸痛。经常性、轻度的拉伸运动，能让肌肉、肌腱和韧带保持灵活、柔软。我们可以设置一个每隔 30 分

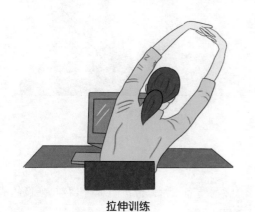

拉伸训练

钟响一次的闹钟，提醒自己定时从椅子上站起来，活动活动，伸展一下身体。

力量训练

拥有强壮、结实的肌肉，对保持良好的姿势极为关键，也能保护我们免受肌肉、韧带、肌腱紧绷的折磨。比如，手肘腱鞘炎就是手臂肌肉张力太差、过度使用鼠标引起的。上背部、手臂甚至腹部核心肌肉强健有力，能给全身健康带来保障，避免身体因长时间久坐不动带来的负面影响。

检查你的姿势

长时间久坐不动，会让人万般疲惫，而当我们感到很疲乏时，我们的肌肉也开始疲劳了，这将导致我们的坐姿更加不良。但以下这些做法能帮助你了解当你坐在桌前工作时，你该如何保护自己的身体。

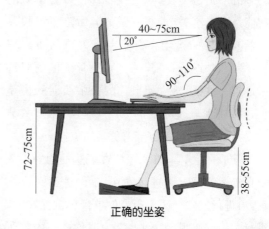

正确的坐姿

1. 确保你的头部放平，高于肩膀，同时收紧下巴。

2. 坐在椅子上时，利用椅子的靠背或一个小小的垫子，帮助支撑你的腰背部，从而保持坐姿端正。

3. 大腿应和臀部成直角,双脚应平放在地面上。也可以放个低矮的脚凳在地面上,帮助舒适地保持端正的坐姿。

4. 电脑屏幕应位于双眼的正前方,这样你就无须刻意地抬头或低头。如果你在工作场所使用的是笔记本电脑,想办法将它抬高到和双眼平齐的高度,并使用独立的键盘。

5. 肩膀应该处于放松状态,既不向上耸起也不向前倾斜,上臂和手肘部应靠近你的身体。

6. 当你坐下时,键盘应该和你的肘部保持同样的高度,使前臂和上臂构成直角。这个姿势也有助于肩膀放松并保持下沉状态。

7. 在你打字时,手腕应保持平直,和地面平行。如果你习惯用笔记本电脑办公,可考虑使用独立鼠标。

8. 至少每隔30分钟休息一次,四处走走,或做一些伸展运动。

9. 除此之外,站着办公,越来越成为一种流行趋势。站着办公能抵消长时间久坐不动带来的副作用。如果你经常在电脑前工作,可以考虑一下站着工作,这能帮助你维持身体健康。

缪萍(广州医科大学附属第二医院)

小小臀中肌的大作用

近年来,臀中肌在下肢运动中的重要性逐渐被大家所关注。研究表明,臀中肌的薄弱对于膝关节,甚至踝关节的影响比股四头肌薄弱的影响严重得多。其实道理很简单,臀中肌的功能是稳定髋关节,并使髋关节做除了内收以外所有方向的运动。当稳定髋关节的肌肉薄弱,多余的力就需要膝关节和股骨外侧的肌群来承担。也就是说,如果你的臀中肌弱就去跑步,臀中肌所不能承受的力向下传导,由膝关节承受,因此会给膝关节带来更多的负担。

一般可用单脚蹲来评估臀中肌的功能。建议在舒适的情况下进行动作,单侧进行5次之后,再进行另外一侧。若当你进行单侧深蹲时,进行深蹲的那侧,膝盖内扣,说明你的髋内收肌太紧,臀中肌太弱。

在这里,给大家推荐几个锻炼臀中肌的训练动作,难度由易至难,根据自身情况可以进行适当的练习。

第一节:侧抬腿

练习要点:保证髋关节和躯干在同一水平面,不能屈曲髋关节,否则会适得其反,适当的伸髋是可以的。

一天3次,一次15个,注意慢放。

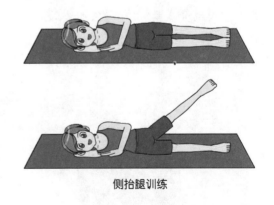

侧抬腿训练

第二节: 蛤壳训练

练习要点:弹力带抗阻训练,做起来像蛤壳

打开一样。

一天 3 次，一次 15 个，注意慢放。

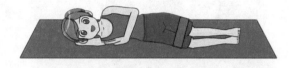

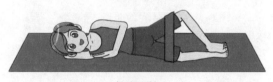

蛤壳训练

第三节：背桥进阶训练

练习要点：肩胛骨、臀部从侧面呈平面，腹部、大腿呈平面，不要出现挺肚子的现象。

一天 3 次，一次 12 秒左右。

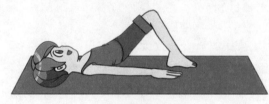

背桥进阶训练

第四节：腹桥进阶训练

练习要点：身体背侧、腹侧呈平面，不要出现肩胛骨突出，臀部翘起，背向下塌的现象。

一天 3 次，一次 12 秒左右。

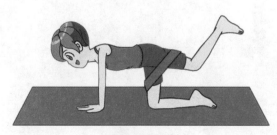

腹桥进阶训练

第五节：蹲

练习要点：类似于锻炼股四头肌的蹲，区别是躯干要前倾。依然进行弹力带抗阻。

一天多次，一次 30 秒左右。

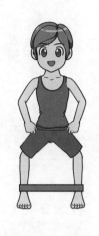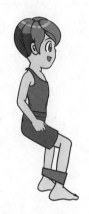

蹲

第六节：交替训练

练习要点：躯干一定要直，不要前倾摇摆，大腿和地面平行，膝盖不要超过脚尖。

左右交替进行。每天每侧下肢多次，一次 30 秒左右。

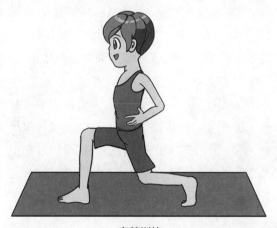

交替训练

第七节： 负重训练

练习要点：拿一个哑铃进行负重训练，要点还是躯干要平直，膝盖不超过脚尖。

左右交替进行。每天每侧下肢多次，一次30秒左右。注意预防摔倒！

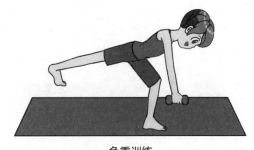

负重训练

张占香、庞素芳（西宁市第一医疗集团总院康复医学科）

基础深蹲不简单

现在是强身健体的新时代，深蹲尤其受到青睐。传说：无深蹲，不翘臀；减肥瘦身，赶紧深蹲！但是，又有人深蹲做多了，把膝盖弄坏了。有关深蹲的种种真相到底如何？

深蹲种类多达百种，最基础的深蹲是自重深蹲。但就是这样一个康复中常见的下肢训练动作，这样一个受众面很广的健身动作，看似简单，实则复杂。

深蹲的常见错误

有过深蹲后腰痛、深蹲后膝痛经历的人不少，其实导致这种情况的根本原因是深蹲动作的不规范。接下来就说一说深蹲的常见错误。

1. 膝盖不过脚尖

膝盖不过脚尖会导致你在深蹲过程中将臀部往后坐，重心后移，深蹲角度一大，你很难保持自身的平衡，有向后跌倒的风险；若深蹲过程中刻意让膝盖不过脚尖，限制膝盖前移，有研究表明这会大大增加腰椎的负荷，长此以往易引发腰痛。

2. 撅屁股

深蹲的时候撅屁股会拉长部分臀部肌肉，导致深蹲时臀部肌肉激活减少，影响训练效果；撅屁股会增加骨盆前倾的角度，大大增加腰椎的负荷，长此以往易引发腰痛，所以在深蹲过程中，保持骨盆的中立位即可。

3. 脚跟离地

脚跟离地会导致大量负荷集中在膝关节，容易造成膝关节疼痛；此外还会导致重心前移，你可能会难以保持自身的平衡，有向前跌倒的风险。

4. 膝关节内扣

膝关节内扣会导致膝关节内侧受力过大，长此以往易引发膝关节疼痛。

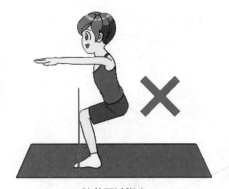

膝盖不过脚尖

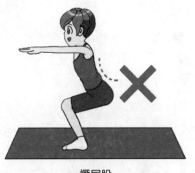

撅屁股

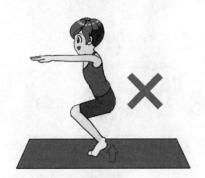

脚跟离地

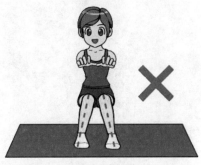

膝关节内扣

深蹲前的热身

俗话说:"工欲善其事,必先利其器",想要做好深蹲,运动前的热身准备是必不可少的。深蹲这个动作包含了髋、膝、踝三个关节的运动,他们就像由三个齿轮组成的传动装置,不论是上面的髋关节还是下面的踝关节,只要他们活动范围变小,都会给中间的膝关节增加负荷,同时导致整个传动装置工作效率变低,即深蹲幅度变小。深蹲前热身就是为了让你的关节处在一个最好的状态,做出最好的深蹲。

1. 屈髋肌拉伸

单膝跪于床面,拉伸侧下肢在后。用手辅助弯曲拉伸侧膝关节,可通过整个身体重心前移加强大腿前侧肌肉拉伸幅度,拉伸30秒后放松,10个/组,1~2组。

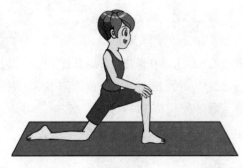

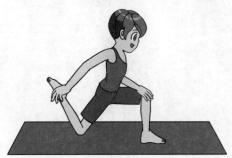

屈髋肌拉伸

2. 腘绳肌拉伸

仰卧于床,将拉伸侧大腿抱起,尽量贴近胸口。在保证大腿贴近胸口的前提下,小腿伸直至大腿后侧感到紧张处,保持30秒后放松,10个/组,1~2组。

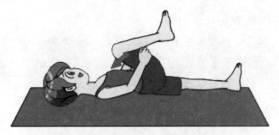

腘绳肌拉伸: 起始动作

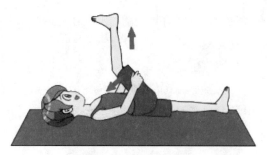

胭绳肌拉伸：伸直小腿

3. 腓肠肌拉伸

站立位，拉伸侧下肢在前，下肢伸直，前脚掌翘起放在台阶上。在保持拉伸侧下肢伸直的同时，慢慢将身体重心往前移，直至拉伸侧小腿后侧肌肉感到紧张感，保持 30 秒，10 次/组，1～2 组。

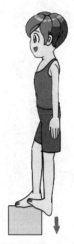

腓肠肌拉伸

如何正确深蹲

现在已经避开了深蹲"雷区"，做好了热身，接下来再记个口诀。

- 双脚略宽于肩站，宽度舒服最重要。
- 脚尖外开多少好，十五至四五自己挑。
- 切勿提脚跟脚尖，脚踏实地踩地上。
- 深蹲一上一下时，膝盖终朝脚尖向。
- 不要内扣或外开，时间一长膝抱恙。
- 时刻保持腹背紧，脊柱保持一直线，不弓

背呀不塌腰。

- 髋膝关节真要好，同启动呀同运动，臀往后呀膝往前。
- 下蹲至髋比膝低，略低平行刚刚好，脊柱小腿平行棒。
- 起身髋关节伸直，膝盖还朝脚尖看。
- 下蹲吸，起身呼，全程保持呼吸畅。
- 铭记口诀于心底，深蹲做对不再难。

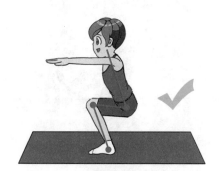

正确的深蹲（侧面）

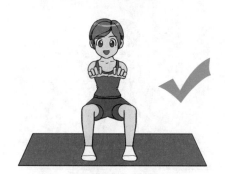

正确的深蹲（正面）

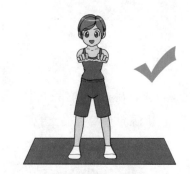

正确的深蹲（起立）

沈峰涛（上海中医药大学附属岳阳中西医结合医院）

"跑步膝"保健有诀窍

当今社会,国家大力提倡全民健身,世界卫生组织建议 18～64 岁成年人每周进行至少 150～300 分钟中等强度的有氧运动。慢跑几乎成为中青年人群有氧运动的最佳选择。

然而,许多人在跑步时伴随着膝关节痛或者因为膝关节痛不能进行长时间的慢跑,出现"跑步膝"——髌股关节疼痛综合征(PFPS),这是一种髌骨、软骨面及与其相对的股骨关节软骨的退行性病变。

本病在膝关节运动损伤中较常见,严重影响了生活质量。特点是髌后或髌周疼痛,负重下的膝关节屈曲动作疼痛明显(如上下楼梯、下蹲、久坐后站起)。

分期康复方案

1. 急性期

目标:减轻疼痛;提高髋、膝关节活动度;预防肌肉萎缩。

康复方案:

(1) 休息、冰敷(配合必要的抗炎药物治疗)。

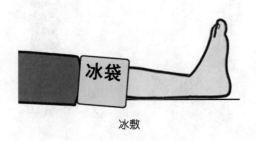

冰敷

(2) 超声波治疗。

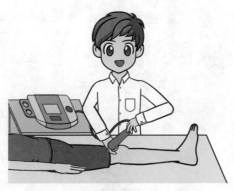

超声波治疗

(3) 冲击波治疗。

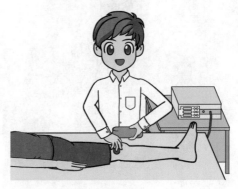

冲击波治疗

(4) 股四头肌等长收缩 45～60 秒(5 个/组,2～3 组)。

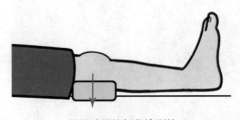

股四头肌等长收缩训练

（5）坐位下足跟滑动训练（10 个/组，2 组，屈膝角度＜90°）。

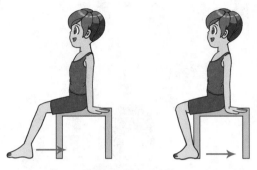

坐位下足跟滑动训练

（6）髋关节内收、外展活动（10 个/组，2 组）。

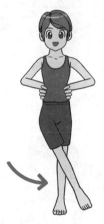

髋关节内收训练

2. 亚急性期

目标：提高髋、膝关节活动与力量。

康复方案：

（1）腘绳肌牵伸 45 秒（5 个/组，2 组）。

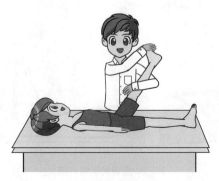

腘绳肌牵伸

（2）小幅度蹲起训练（10 个/组，3 组，屈膝角度＜45°）。

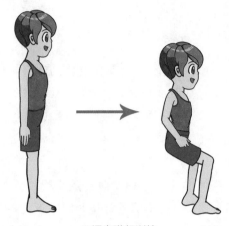

小幅度蹲起训练

（3）蛤壳训练（10 个/组，3 组）。

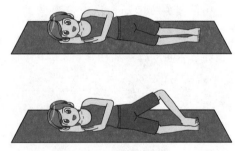

蛤壳训练

（4）弹力带训练髋外展、内外旋及伸直（10 个/组，3 组）。

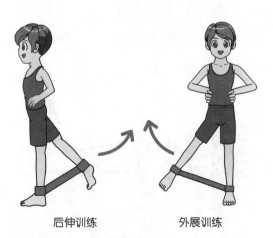

后伸训练　　　外展训练

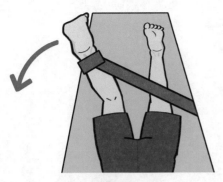

外旋训练

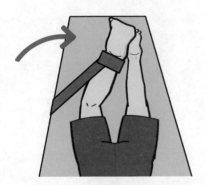

内旋训练

3. 功能恢复期

目标：提高髋、膝关节活动和力量；改善平衡功能。

康复方案：

（1）半蹲训练（10个/组，3组，屈膝角度＜75°）。

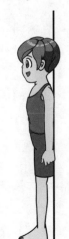

半蹲训练

（2）弓箭步行走（10个/组，3组）。

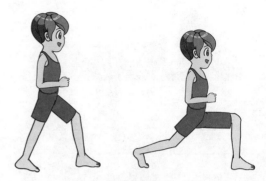

弓箭步行走训练

（3）平衡训练（单脚半蹲训练，5个/组，3组；单腿站立训练：1组，每组保持60秒）。

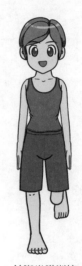

单脚半蹲训练

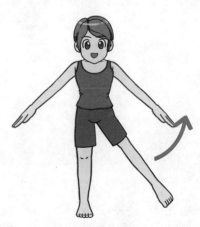

单腿站立训练

(4)核心训练。

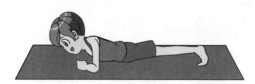

核心训练

如何预防"跑步膝"?

1. 保持良好的下肢力线。如有扁平足、踇外翻或下肢不等长的情况,可借助适当的矫形器使下肢力线恢复至正常。

2. 跑步时注意"小步幅、快步速、轻触地",可减少地面对膝关节的反作用力,减轻膝关节的疼痛反应。

3. 跑步后针对性的肌肉牵伸与冰敷,也是减轻疼痛的不二之选。

4. 加强臀肌与膝关节周围的肌肉力量锻炼。

程桥珍、程伟、张瑾(广州市第一人民医院南沙医院)

走出来的大健康

你知道吗?走路,这个简单方便、安全便捷,只需要迈开双腿人体就可以轻松完成的运动,曾被世界卫生组织指出是世界上最好的运动。多项研究证明,走路是最适合人类的运动,符合现代人的解剖结构及生理特点。

走路开启五扇健康大门

1. 大脑健康

美国匹兹堡大学的研究表明,每周步行累计超过 9.6 千米,可以有效地预防老年痴呆、大脑萎缩等疾病的发生。一方面,步行可以增加大脑体积,另一方面步行还可以延缓大脑记忆力减退。

2. 远离糖尿病

由于人们饮食结构变化,代谢类疾病的发病人群越来越多。专家指出如果每周可以坚持运动 3 天,且每次步行 30 分钟内的距离可以达到 3 公里,则可以有效降低 25％患糖尿病的概率。且在合理运动范围内,每周运动频率越高,则降低糖尿病的发病率的效果越好。

3. 骨骼关节健康

大量研究表明,当人体处于走路状态时,骨骼可以更合理地支撑身体自身的重量和减少骨骼内矿物质的流失,进而有效地预防和改善骨质疏松疾病的发生。

美国杂志《关节炎和风湿病》曾指出，走路对关节产生压力比跑步更小，而且还可以延缓关节功能的丢失和衰退。

4. 控制体重

单次走路时间累计达到 30 分钟后就可以消耗掉 75 千卡（1 千卡≈4.18 千焦）的热量。运动减肥是一个需要长期坚持的过程，若仅采用单次剧烈运动，其效果在 48 小时之后就会消失，不能有效控制体重；若过量的运动则会增加损伤的风险。因此，长期规律的步行运动被认为是最合适的控制体重的方法。

5. 长寿健康

俗话说，"饭后百步走，活到九十九"，适量的步行运动与我们的寿命有着密切的联系。有学者通过大量的实验研究证实，每天步行时间累计超过 30 分钟的人群，与不参加运动的人群相比，他们的长寿概率比不参加运动的人高出 4 倍。步行为我们打开了长寿健康的大门。

正确走路——你会吗

你每天的微信步数是否遥遥领先呢？是不是步数越多越好呢？研究发现，每天行走 6 000 步，行走距离控制在 3 千至 4 千米，相当于进行 30 分钟的中等强度运动，如果可以一气呵成走完 6 000 步，则运动效果最佳。

在哪里走？最好选择在公园、体育场等远离马路的场地行走。因为行走时脚底所受到的冲击力相当于全身体重的 1.2～1.5 倍，建议行走时选择一些轻便、舒适的运动鞋，以减轻脚底的压力。有研究发现，长期沿公园散步者肺功能、动脉血管功能可显著得到改善，而沿繁华商业区散步者其肺功能改善微弱，甚至出现动脉血管硬化的状况。

怎么走？行走之前做好热身，行走之后做好拉伸，行走过程中跟着感觉走。健步走时脚全掌着地，昂首挺胸、腰背挺直，有节奏地摆动上肢，可以起到增加有氧运动量、锻炼上肢及胸部肌肉的效果。走路以小步为宜，刚开始走路时要循序渐进，走路过快或超过负荷，容易伤到膝盖和小腿，使身体产生疼痛、不适感。

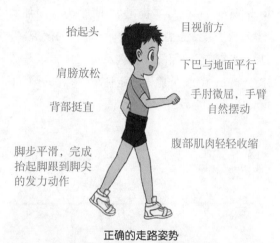

抬起头　　目视前方

肩膀放松　　下巴与地面平行

背部挺直　　手肘微屈，手臂自然摆动

　　　　　　腹部肌肉轻轻收缩

脚步平滑，完成抬起脚跟到脚尖的发力动作

正确的走路姿势

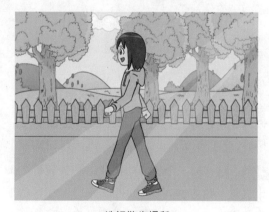

选好散步场所

一起吃饭不如一起出汗，养成科学合理的行走习惯，在追求行走数量的同时也要关注行走质量。

张钧、牛书妍（上海师范大学）

核心肌群和"弹簧"系统

提到核心肌群训练大家一定都不陌生了，前段时间风靡全国的平板支撑便是核心训练的方法之一。核心稳定性最早是由 Hodges 和 Richardson 在 1996 年提出，当时是为了增加躯干稳定性、减少下背痛的发生而进行的研究，并且分别在物理治疗门诊和健身房发展出了整腹术（tummy tuck）和躯干稳定性增强训练（trunk-bracing exercise）两种技术。

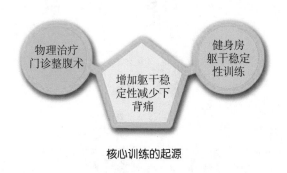

核心训练的起源

核心肌群包括哪些肌肉

我们可以把核心肌群理解为腹部的一个"桶"，盆底肌是桶底，腹横肌是桶壁，而膈肌是桶盖。这样的一个稳定的桶状结构为我们的躯干提供了稳定性，我们也可以通过训练这些肌肉来进一步增加稳定性。随着学者们研究的深入，我们发现核心肌群还包括了腹斜肌、多裂肌、竖脊肌以及胸腰筋膜等结构。

与核心肌群相对应的肌群，称为外周肌群，进行核心肌群训练是为了学会在动态过程中募集到更多的核心肌群并增加稳定性，为外周肌群收缩提供一个基础。通过训练，神经系统在动态过程中可以调节核心肌群的收缩强度，但无法调节其运动方向和运动速度。躯干核心肌群在感受到运动方向后会通过本体感觉通路传入中枢神经系统，中枢神经系统再次通过对外周肌群的收缩来修正运动方向和运动速度，从而形成一个完整的闭环。

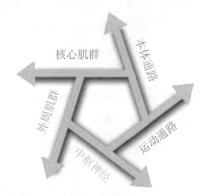

核心肌群训练环路

根据上述的研究结果，我们在训练核心肌群的时候需要适当加入一些外周肌群的训练，这样躯干提高的稳定性才能最大程度地发挥作用。

螺旋弹簧系统

学者们进一步发现身体躯干和部分的腿部肌群组成了一个类似于弹簧状的结构，被称为螺旋弹簧系统，包括前侧螺旋弹簧系统（ASSS）和后侧螺旋弹簧系统（PSSS）。

前侧螺旋弹簧系统由腹外斜肌、对侧的腹内斜肌和股内收肌群组成，其作用为稳定头部、旋转骨盆、反向旋转对侧肩胛带及向前摆动对侧上肢。在站立时，前侧螺旋弹簧系统与后侧螺旋弹簧系统协同旋转骨盆，并给予摆动期一侧的下肢支持力，前侧螺旋弹簧系统在快速步行尤其是跑步中作用更为明显。

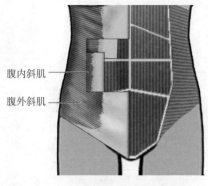

腹内斜肌 ——

腹外斜肌 ——

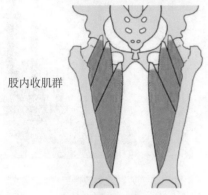

股内收肌群

前侧螺旋弹簧系统

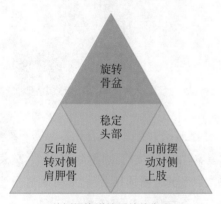

旋转
骨盆

稳定
头部

反向旋
转对侧
肩胛骨

向前摆
动对侧
上肢

前侧螺旋弹簧系统的作用

后侧螺旋弹簧系统由背阔肌、胸腰筋膜、对侧臀大肌和股二头肌组成,其作用为股二头肌与臀大肌在足跟着地期协同收缩,以及在足跟着地前期锁定骶髂关节;在足跟着地前期股二头肌及臀大肌达到最大张力而对侧的背阔肌也被向前摆动的上肢牵拉至最大张力。站立相股

二头肌及臀大肌与对侧的背阔肌产生最大的拮抗力,背阔肌被对侧上肢的摆动牵拉至最大范围,而股二头肌及臀大肌被同侧下肢牵拉至最大范围,同时收缩的背阔肌及臀大肌的收缩力将会通过胸腰筋膜达到协同状态,从而协助深部肌群的运动,进而达到减少步行中能量的耗损。

简单来说,螺旋弹簧系统可以有效地帮助我们将步行时动能和势能的转化最大化,从而在步行时让身体处于最低耗能状态。练好螺旋弹簧系统可以让我们更容易地恢复或提高步行功能。

哪些人群可以获益

在一些疾病,比如卒中患者需要进行步行功能训练前,建议对其螺旋弹簧系统进行激活。激活的方法多种多样,康复治疗师会根据患者的具体情况进行详细评估后选择最为适合的方法。常见的方法如肌肉能量技术(MET)即可对相应肌群进行激活,其优势为在任何体位下皆可进行,早期患者处于卧床阶段都可在侧卧位下进行。除了体位可选择外,我们使用该技术时还可以利用 Bobath 球等工具进行辅助。

除了疾病状态外,在需要提高自身躯干稳定性时也可以多多关注身体上的螺旋弹簧系统,通过一些旋转躯干的抗阻训练来提高上述相关肌群的肌力也是非常有帮助的。

练好躯干"弹簧",可以提高躯干稳定性,帮助我们恢复步态!

包译、杨颜安、汤龙、张源芮(云南大学附属医院)

保护随年龄疏松的"骨矿山"

如果把身体的骨量比作人体中的一座"骨矿岛",那么在成年之前,这座岛的容积是不断增加的,也就是身体的骨量在不断增多,当达到"峰值骨量"后就不再增加了。这个峰值大多数人都发生在 30 岁左右,具体会因遗传、激素、环境等因素而有一些差异。国家卫生健康委员会 2018 年 10 月 19 日在北京发布的首个中国骨质疏松症流行病学调查结果显示:我国 50 岁以上人群骨质疏松症患病率为 19.2%;65 岁以上人群骨质疏松症患病率达到 32.0%,其中男性为 10.7%,女性为 51.6%。随着年龄的增长,人体各项机能逐渐衰退。巅峰之后,伴随着年龄的增长和绝经后女性激素水平的变化,这座"骨矿山"的体量开始下降。因为"骨矿山"停止自然扩增,同时开始出现"水土流失",最终就导致骨质疏松的发生。

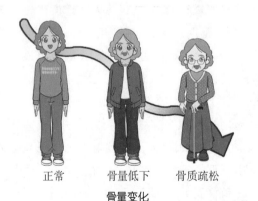

正常　　　骨量低下　　骨质疏松

骨量变化

骨质疏松症初期通常没有明显的临床表现,它的发生虽然无声无息,但其危害却令人触目惊心,因而常被称为"沉默的杀手"。骨质疏松症的后果是骨折以及骨折引发的各种合并症,其中髋骨骨折的病人中有 1/3 死于各种合并症,而存活者也有部分人残疾,这也是骨质疏松

症最严重的后果之一。

骨质疏松症虽然危险较大,也较难治愈,但可以通过适当的方法达到预防和辅助治疗的作用。

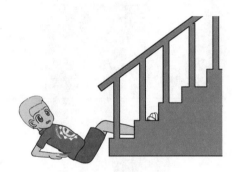

老人跌倒易致骨折

保持良好的生活方式

1. **做好体重管理**:保持体形,体重不足容易骨折和骨质流失,而超重也会增加骨折的风险。

2. **做好饮食管理**:多食用富含钙和维生素 D 的食物,如海产类、豆制品类、乳品类、蔬菜类、坚果类以及其他添加钙食品,如果缺钙严重,不能完全依靠食物来补,应及时就医治疗。

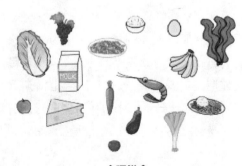

合理膳食

3. 改变不良习惯：建议戒烟、控制酒精的摄入。

4. 增加户外日照和锻炼：锻炼强度以耐受、微微出汗为宜。

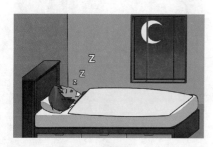

生活规律

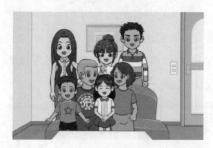

心态积极

适合骨质疏松患者的运动处方

1. 有氧运动：研究显示有氧运动对骨质疏松患者有利，可以通过运动保持骨骼健康。

运动形式包括散步、跳舞、游泳、骑自行车等。运动强度以 40%～60% 的最大心率（220 - 年龄）的强度为适宜。每天 30～60 分钟为宜。

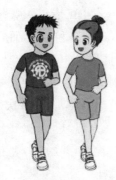

适量运动

2. 柔韧性训练：对大肌肉肌群进行拉伸、放松。每个动作保持 15～20 秒，每次 3 组。

（1）大腿前侧：一条腿呈弓步，另一条腿单膝跪于软垫上并向后弯曲，同侧手抓住脚踝，身体带动手向前倾，感受肌肉的拉伸，以耐受为度，不可过度追求疼痛感。

（2）大腿后群及小腿三头肌：双腿一前一后，重心在后，前面腿伸直并勾起脚尖，后面腿屈膝、身体前倾。

（3）腰方肌拉伸：坐于软垫上，身体朝前并向一侧腿部下压。

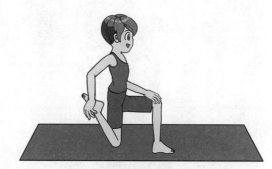

大腿前侧肌群拉伸训练

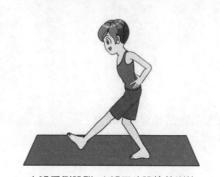

大腿后侧肌群、小腿三头肌拉伸训练

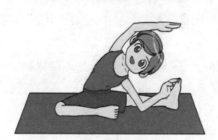

腰方肌拉伸训练

3. **力量训练**：可增加肌肉力量及平衡能力，减少跌倒风险，延缓骨量丢失。每周进行2～3次力量训练，每次3个动作，每个动作2～3组，每组10个。

（1）弓箭步下蹲：双脚与肩同宽站立于地面，向前迈步并屈膝至90°左右。前侧的大腿与地面平行，核心收紧，腿用力回蹬后回到站立位。

（2）单腿站立：笔直站立，微微收腹，重心换于其中一条腿并微屈，另一条腿向后抬起后保持平衡。

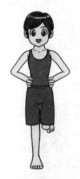
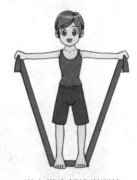

单腿站立训练　　　　弹力带肩部推举训练

（3）弹力带肩部推举：笔直站立，腹部微收，双手握住弹力带，双脚踩在弹力带的中心处，利用肩部及手臂的力量将双手举过头顶。

总之，早期运动及重力负荷下以加强骨应力的多样化训练方式，是防治骨质疏松最有效的生活方式。

吴泽航、陈克军［荆州市中心医院（长江大学附属荆州医院）］

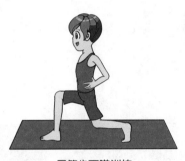

弓箭步下蹲训练

适合老年人的运动方式

中国是世界上老年人口最多的国家，目前已进入老龄化社会，很多老年人被健康问题所困扰，比较常见的问题有高血压、冠心病、中风、糖尿病、骨质疏松症、心理认知健康问题等，然而有证据表明，体力活动和体育活动在这些老年疾病的预防和治疗中有重要作用，可以促进身心健康。

世界卫生组织的"关于身体健康的全球建议"指出，65岁及以上的成年人应每周进行150分钟的中等或75分钟的高强度有氧运动，和两天或两天以上的肌肉力量训练。

老年人应该着重进行哪些锻炼

1. 平衡训练

据统计，65岁以上老年人跌倒风险大大增加，威胁老年人的健康和生命，而通过训练平衡性协调功能，可以预防摔倒，具体怎么做呢？

（1）脚后跟对脚尖行走：在地面沿直线，脚跟接脚尖，往前走20步，重复5次。

（2）单腿站立练习：双脚分开，与肩同宽，伸直双手，抬起左腿，并屈曲。坚持5秒钟。重复5次，然后轮换右腿。

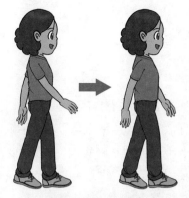

脚后跟对脚尖行走

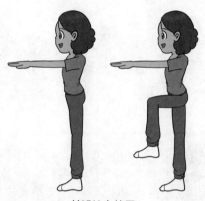

单腿站立练习

（3）坐站练习：坐在椅子的前缘，脚分开与臀部同宽，身体略微向前倾斜，用腿的力量慢慢站立，站直后慢慢坐下。动作尽量缓慢，重复5次。

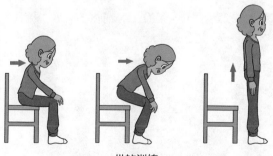

坐站训练

2. **耐力训练**：随着年龄的增加，老年人的心肺耐力会逐渐降低，而散步是一项简单易行的有氧运动，老年人可以根据自身情况制定散步计划，选择适合自己的散步速度和距离，运动量循序渐进，改善心肺耐力。

3. **力量训练**：60岁之后，肌肉的萎缩速度加快，会使老年人反应变慢，虚弱和体力下降。因此老年人可以尝试做一些轻度举重练习，例如上举或上提重量较轻的哑铃，能有效促进新陈代谢及减轻肌肉萎缩。

4. **身体柔韧性训练**：老年人肌肉变得紧绷，运动幅度降低，进行适度拉伸可改善运动幅度，提高身体灵活性。

5. **太极拳**：作为中华民族传统的养生运动之一，太极拳具有独特的优势，跟其他的健身项目相比，太极拳刚柔并济、动静结合、内外协调的特点结合柔和、缓慢的动作更加适合老年人进行健身锻炼。太极拳能够提高老年人的身体柔韧度和灵活性，除此之外，还能舒缓心情，有利于心理健康。缓慢稳定的动作在锻炼上下肢关节的同时，还能够避免运动过度而造成拉伤。

6. **广场舞**：近年来流行起来的广场舞，不仅能锻炼身体，增强心肺功能，同时还能拓展社交，改善老年人的心理健康状态。

温馨小贴士

老人锻炼时有哪些注意事项？

1. 进行运动计划前，对自身情况进行评估；

2. 患有特定慢性疾病的老年人，运动强度和时间应与物理治疗师讨论；

3. 循序渐进，运动强度从低到高，根据自身能力调整身体活动水平；

4. 监测血压及血糖；

5. 进行运动时应着宽松的运动服；

6. 感到不适时立即停止并及时就诊。

林春蓉、郭彩莲、徐丙姗、高怡敏、王红（上海健康医学院康复学院）

保护心脏从运动开始

心脏，作为人体内血液循环的核心，它每一次的跳动，都在为人类的新陈代谢注入新鲜的养分。

人的心脏，就如同汽车的发动机，如果汽车发动机坏了，汽车无法启动。

可想而知，如果我们的心脏出了问题，就会出现卡壳，甚至停止跳动。

因此，关爱心脏，就是关爱我们的生命！

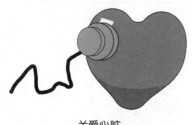

关爱心脏

根据国家心血管病中心发布的《中国心血管病健康和疾病报告（2019）》，中国心血管病现患人数日益增加，其中脑卒中、冠心病、高血压、下肢动脉疾病发病率较高，肺源性心脏病、心力衰竭、风湿性心脏病、先天性心脏病等疾病患病率次之。

报告称，随着社会经济的发展，国民生活方式发生了深刻的变化。尤其是人口老龄化及城镇化进程的加速，中国心血管病危险因素流行趋势明显，导致心血管病的发病人数持续增加。未来10年心血管病患病人数仍将快速增长。

保护心脏，从运动开始！

正确的运动方式，首先需要选择科学的运动方式，推荐以有氧运动为佳，运动时间通常需要超过30分钟，在自身运动能力范围内进行，运动前要做好10～15分钟的热身运动，运动后要完成10～15分钟的整理、放松运动。运动过程

中及时补充水分，如有身体不适，应立即停止运动，同时做好运动防护措施，避免运动损伤。

中老年人防治心脏病，以中低强度的运动锻炼为佳，根据自己的兴趣选择运动，如打太极、爬山、舞蹈、瑜伽等，养成每天坚持运动的好习惯，达到预防心脏疾病的目的。

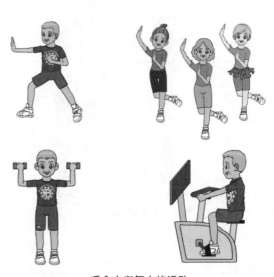

适合中老年人的运动

年轻朋友们，可以下班后进行运动健身，也可以在工作间隙，穿插15分钟的运动，缓解疲

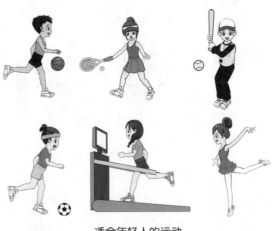

适合年轻人的运动

劳,增进健康,获得更多健康效益。

此外,生活方式的改善也非常重要,例如:保证生活规律、睡眠充足,不要抽烟、喝酒,并且少吃甜食、适当减重等。

夏煜、潘孜伟、黄芳(泰兴市残疾人康复中心)

运动也是老年高血糖患者的良药

老年人出现高血糖,可能是偶然的高血糖、不良生活习惯和环境或是因其他疾病而引起的高血糖。在排除了引起高血糖的诱因之后,那么高血糖就极有可能是糖尿病的早期症状,具体还要去医院做了血糖检测之后才能确定是否是糖尿病。仅仅是血糖高,并不一定就是糖尿病。如果虽然超过正常值,但并没有达到糖尿病诊断标准,通过积极饮食控制,运动锻炼,改变生活方式等,是可能恢复正常的。因此血糖偏高的老年患者,一定要去医院进行详细检查,平时一定要注意监测血糖,切忌血糖波动幅度过大,多清淡饮食,多运动。

运动是老年高血糖者的良药

研究表明,老年人在血糖明显升高时,需要通过合理的方式将血糖降低。2007 年由美国医学会、美国运动医学会及公共卫生与临床医学的专家联合向全球发起一项学术理念和健康促进项目——"运动是良药"(也被译为"运动是良医"),在促进人类健康及对慢病防治中,已成为被广泛认可的策略。同样,由于运动可以促进血液循环,帮助消耗体内多余的脂肪和糖类等物质,被认为是降低老年人高血糖的一种重要的非药物方式。老年高血糖者能够有效控制血糖是预防高血糖向糖尿病发展的重要手段。因此在"运动是良药"的理念之下,通过将运动作为老年高血糖者的良药,进而为科学锻炼、促进

健康提供依据。

对于老年高血糖者的运动建议,依据 FIIT(英译,F:运动频率;I:运动强度;T:运动持续时间;T:运动类型)原则的基础上,首先我们要确定运动目的。

运动目的

科学、合理的运动是预防和治疗糖尿病的重要手段,通过运动能降低老年高血糖者的血糖;如果已是糖尿病患者,通过运动能够降低糖尿病患者的血糖水平,同时可以减少血糖波动,提高药物治疗对血糖控制的达标率,预防和延缓糖尿病并发症。

1. 运动频率:每周 3～7 天。

2. 运动强度:40%～60% VO_2 max(最大摄氧量),相当于主观疲劳感觉的 11～13(6～20 的范围)。要达到更好的血糖控制效果,可以在老年人能够耐受的范围内,尽可能增大运动强度($\geq$60% VO_2 max)。

3. 运动持续时间:老年高血糖人群建议参加每周累计至少 150 分钟的中等或较大强度运动。有氧运动每次至少 10 分钟并贯穿整周。若每周累计 300 分钟或更多的中等到较大强度的运动会获得更多益处。

4. 合理的运动方式:强调动员大肌肉群、有节奏的、持续性运动,同时还应该考虑老年高血糖者的个人兴趣和运动目标。因此老年高血

糖者要因人而异选择运动。建议以中等强度的有氧运动为主,结合小强度抗阻运动,这样可以达到更好的降糖效果。有氧运动可以消耗能量,可以进行太极拳、慢跑、广场舞、快步走等有氧运动。哑铃、肌力训练带等健身小设备能帮你减少脂肪,促进肌肉增长,提高骨骼肌的抗氧化能力,改善胰岛素抵抗,让降糖药疗效更显著。

运动方式

在此,推荐几种适合老年高血糖者的运动。

1. 散步:每天散步 30～45 分钟,或者实现每天步行 1 万步的目标。

2. 太极拳:练太极拳有助于降低血糖水平。建议每天练习 1 小时,可以使血糖水平明显降低。

3. 水中运动:水中健美操和水中漫步等强度较低的有氧运动,有助于消耗热量、改善身体灵活性。水中锻炼尤其适合神经病变的高血糖人群(手脚常出现无力、麻木、刺痛或疼痛等症状)。由于水中锻炼对关节冲击更小,因而也适合同时患有关节炎的高血糖人群。

4. 平衡锻炼:平衡能力会随着年龄增大而逐步降低,一些糖尿病患者脚部感觉通常会更加迟钝,因此平衡能力会受到很大影响。平衡锻炼时建议选择桌椅附近,单脚着地,"金鸡独立",逐渐能够单脚着地站立后,再练习"闭眼单脚站立",也可选择瑜伽球等轻器械增加运动乐趣。

5. 间歇式运动:间歇式运动有助于降低血糖水平、改善心血管健康和增强运动毅力。

比如在正常运动过程中增加几次强度更高的运动:慢跑与快跑结合,散步与快走结合等均可。

6. 做家务:做家务也有助于消耗能量和降

低血糖。如养花、种菜、打扫房间、遛狗、与孩子一起玩耍等,都是较适宜的选择。

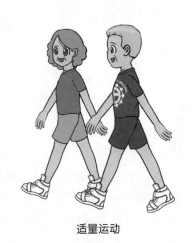

适量运动

注意事项

老年高血糖患者的运动强调个体化。一般专业人士会根据血糖的情况开"运动处方",特别是已经伴有眼底病变、心律不齐、肾功能不全等并发症的人群,一定要在专家的评估和指导下进行适量运动。老年高血糖患者还需注意以下要点。

1. 血糖波动大时勿运动:运动对降低血糖确实有帮助,但若有反复低血糖、血糖波动很大、空腹血糖超过 16.7 毫摩/升、急性感染等情况,不建议运动。等病情稳定且血糖波动不大了,再开始运动。一些老年人出现无症状的低血糖后仍坚持运动,就可能会突然晕倒。所以,高血糖者及糖尿病人最好结伴运动,并且相互了解身体情况,以便发生意外时及时救治。血糖偏高时,运动也要注意。如果运动前空腹血糖>16.7 毫摩/升,表明自身胰岛素缺乏较严重。这时再去运动,会加重胰腺的负担,使胰岛素缺乏加剧,细胞不能利用血液中的糖来提供能量,会代偿性地分解蛋白质和脂肪来供能,可诱发酮症或酮症酸中毒。

2. **要注意选择运动的时间**：糖尿病患者应尽可能在饭后 1～2 小时运动，此时血糖水平较稳定，胃中的食物也消化了一段时间，运动既不容易伤及肠胃，也能避免低血糖。一些老年高血糖人群习惯起床后就出门运动，运动完回家吃早餐，这种习惯存在一定的风险，运动会消耗能量，不吃早餐就运动容易低血糖。建议监测一下自身一天中血糖的变化情况，在血糖最高的时段运动效果最好。

张钧（上海师范大学）

运动改善下肢静脉曲张

下肢静脉曲张指下肢浅静脉发生迂曲扩张，不规则膨出，大多数人为大隐静脉发生病变，少数为小隐静脉，一般分为原发性和继发性两种。生活中多以原发性下肢静脉曲张为常见，其诱因主要是持久站立工作、体力活动强度高、久坐等。

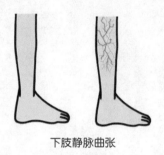

下肢静脉曲张

主要的临床症状表现为下肢浅静脉扩张、迂曲，下肢沉重、乏力感。可出现踝部轻度肿胀和足靴区皮肤营养性变化：皮肤色素沉着、皮炎、湿疹、皮下脂质硬化和溃疡形成。

原发性下肢静脉曲张有多种防治方法。

1. **压迫治疗**：主要是运用医用弹力袜或者弹力绷带等固定压迫，利用外在压力将病变血管压迫，来减少运动时产生的水肿。医用弹力袜主要适用于以下患者：病变局限，症状较轻或无症状者；妊娠期妇女；患者年龄较大，自身机体器官功能下降，难以耐受手术治疗。

2. **硬化剂注射**：将硬化剂注射到曲张的静脉，破坏血管内膜，使其封愈后消失。这种治疗方式的优点表现在不需要开刀手术、患者经济负担较小。

3. **运动疗法**

（1）仰卧位，双臂平直放在身体两侧，双腿伸直，双腿膝关节依次微微抬起、放下，做屈伸练习，左右腿各做 6～8 次。

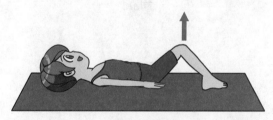

仰卧屈伸腿

（2）仰卧位，双腿并拢，两腿依次向上抬起呈 45°角，将双腿尽量分开再交叉放下，进行 5～10 次。

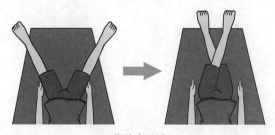

仰卧交叉腿

（3）仰卧位,抬起双腿,模仿骑自行车的动作蹬踏,进行 5 次,也可两条腿分别做。

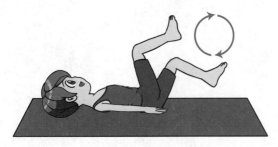

仰卧蹬踏

（4）先取右侧卧,右手枕于头下,左臂沿躯体伸展。左腿伸直,向上抬起 6 至 8 次;身体再取左侧卧,重复上述动作。

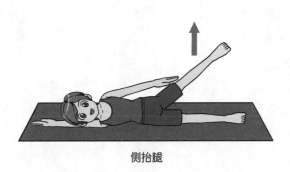

侧抬腿

（5）先取左侧卧位,右腿伸直,腿用力向前踢,再用力向后摆,身体弯曲,如此反复 6 至 8 次;身体再转向右侧卧,用左腿重复上述动作。

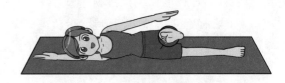

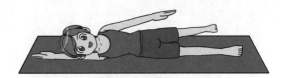

侧卧前踢后摆

孙成伟、马琳(上海交通大学医学院附属新华医院、新华医院崇明分院)

第八章

颈腰不适保健操

坐着、躺着、趴着……自由放飞式姿势的你有没有在长时间一个体位后出现浑身不舒服、颈椎僵硬、肩膀酸痛、腰椎难受呢？

如果长期处于异常姿势，并出现以上症状之一，就说明你的身体在"抗议"了，那怎么办呢？让我们一起来做几节操，缓解上述症状吧！

第一节： 猫式伸展

动作：双手俯撑于地面（瑜伽垫），双手双膝分开与肩同宽，配合呼吸，吸气时拱起腰背部，头颈向下；呼气时，头颈向上放松，腰背部往下沉到最低。

注意：拱起时整个脊柱弯曲到最大程度，背部有较强牵拉感，塌落时整条脊柱伸展到腹部有较强牵拉感，动作速度缓慢，不宜过快。

频次：5～10个循环为一组，重复3～5组。

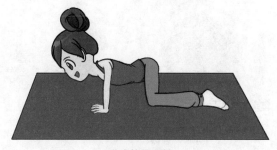

猫式伸展训练

第二节： 腹肌牵伸

动作：俯卧地面（瑜伽垫），双手向前，手肘撑地并逐渐过渡为手掌撑地，头颈向上并用手臂的力量缓缓撑起上半身，向后伸展，直至胸腹部离开地面。保持该姿势，缓慢呼吸，放松全身。

注意：上身抬起向后伸展时，要感到腹部有较强牵拉感。

频次：动作维持3～5分钟，重复2～3次。

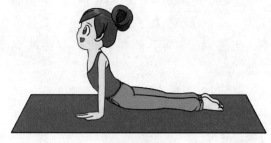

腹肌牵伸训练

第三节： 脊柱稳定肌训练

动作：双手双膝俯撑地面（瑜伽垫），双手双膝分开与肩同宽，颈腰背部保持同一水平面，一侧手向前抬起同时对侧腿向后伸展,直至与腰背部呈一水平,保持5～10秒后缓缓放下;换另外一侧重复上述动作。

注意:完成动作时切忌憋气,并尽量保持颈腰背部姿势,尽量不要出现晃动。

频次:双侧完成为一组,每次5～10组。

手后伸并支持于地面,吸气时头颈缓慢后仰,胸阔打开,两侧肩胛向背侧收紧,保持5～10秒;呼气时缓缓放松,归于原位。

注意:双手支持地面时,手肘不要屈曲,胸廓打开时要有胸部肌肉的牵拉感,并且背部肌肉有明显挤压感。

频次:每次保持5～10秒,重复3～5组。

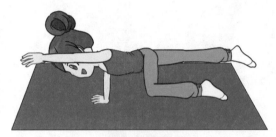

脊柱稳定肌训练

第四节：坐位后伸

动作:首先双膝半屈坐于地面(瑜伽垫),双

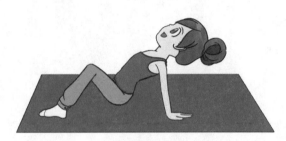

坐位后伸训练

胡婷婷、赵菁(上海交通大学医学院附属新华医院)

日常生活中预防颈椎病

随着社会节奏的加快和生活、工作环境的变化,"低头族"越来越多,颈椎病的发病率不断上升,且发病年龄年轻化趋势越来越显著。

根据受累组织和结构的不同,颈椎病分为:颈型、神经根型、脊髓型、交感型、椎动脉型、混合型。同时出现多个颈椎病分型的症状为混合型。

日常生活中应注意预防。

1. **防止急性头、颈、肩外伤**:头颈部跌仆伤、碰击伤及急刹车时的挥鞭伤均易发生颈椎及其周围软组织损伤,直接或间接引起颈椎病,故应积极预防。

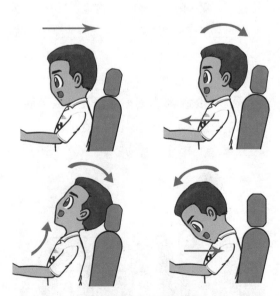

急刹车时易发生颈部损伤

2. 纠正生活中不良姿势：避免长时间低头工作，因为这种体位使颈部肌肉、韧带长时间受到牵拉而劳损，促使颈椎椎间盘发生退变。

3. 预防慢性劳损：长期从事案头工作的人，应增加工间休息和活动时间，增强全身血液循环，消除局部肌肉疲劳，预防和缓解颈椎的劳损。

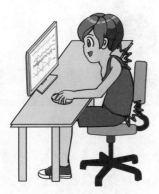

长时间案头工作

4. 避免风寒、潮湿：夏天注意避免风扇、空调直接吹向颈部，出汗后不要直接吹冷风，或用冷水冲洗头颈部，或在凉枕上睡觉。

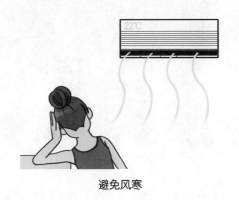

避免风寒

5. 正确选择枕头高度：合适的枕头对预防和治疗颈椎病有重要意义。一般仰卧者枕高一拳，侧卧者枕高一拳半，约10厘米。枕芯以荞麦皮为好，装填量要适当，以保持一定的硬度和弹性。弹性过大的枕头容易造成颈部肌肉的疲劳和损伤。习惯仰卧者最好在颈下垫一小枕头，以保持颈椎的生理弯曲。习惯侧卧者应将枕头充塞到面部与肩部的空隙中，以减轻颈部的负担。

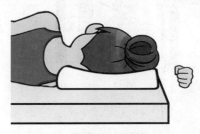

枕头的高度与拳头高度一样

6. 自我保健：无任何颈椎病的症状者，可以每日早、晚各数次进行缓慢屈、伸、左右侧屈及旋转颈部的运动。也可在专业人员指导下进行颈背肌肉力量的锻炼。

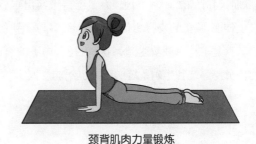

颈背肌肉力量锻炼

张士伟（沂源县人民医院）

骨盆后倾可自我矫正

骨盆是连接人体脊柱和下肢的盆状骨架，由骨骼、关节、韧带、肌肉组成。常见的骨盆位置异常有：骨盆前倾、骨盆后倾、骨盆侧倾和骨盆旋转。下面来了解下骨盆后倾是怎么回事，遇到这样的问题该怎么改善。

首先我们可以做个简单的自我测试，判断

自己是否存在骨盆后倾的问题。自然站立时，身体完全贴合于一面墙后，若空隙较小、不能放入一拳则就是骨盆后倾（相反，如果一拳放入后仍有空隙那就是骨盆前倾了）。骨盆后倾往往还会伴有含胸驼背、颈椎前倾的体态，久而久之则会诱发各种颈肩腰腿痛的症状。

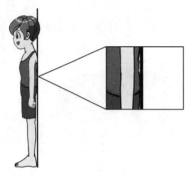

骨盆后倾的自我检测

骨盆后倾带来的最常见问题是腰椎弧度变小，从而容易患上腰椎间盘突出，另外往往会导致驼背、头部前移。驼背对肩袖健康大有影响，头部前移有可能导致颈部疼痛、颈椎间盘突出。膝盖骨骼、肌肉和韧带的压力增强，为了维持平衡出现膝过度伸展，膝盖的支撑力因而变弱，很容易受到伤害。骨盆本身承载着生殖系统，承托着内脏器官，对内分泌系统和生殖系统的影响也不能忽视。

骨盆后倾的自我纠正方法

1. 由于骨盆发生了后倾，随之而来就会产生大腿后侧肌群的持续紧张以及腰背部酸痛的现象。我们可以用泡沫轴来放松紧张的大腿后侧肌群。

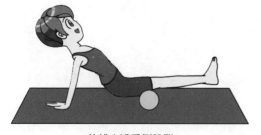

放松大腿后侧肌群

2. 俯卧于瑜伽垫上，双上肢支撑抬起头和胸部，每次保持 15 秒，10 个/组，2 组/天。

骨盆后倾时，腰椎前凸的曲度会变小，上腹部的肌肉就会相对紧张，通过这个动作来拉伸腹部。

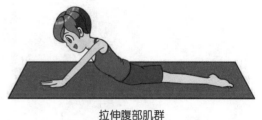

拉伸腹部肌群

3. 站立时进行左右脚交替高抬腿训练。

骨盆后倾时臀部以及大腿后侧肌群相对紧张，那么躯干前侧的屈髋肌群力量比较薄弱。通过这个动作可以锻炼屈髋肌群。

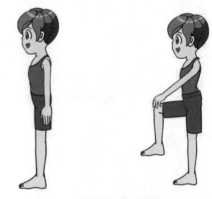

交替高抬腿训练

4. 找一个门框或房间的直角，下肢呈弓步，双前臂贴于墙面与之做抵抗来牵伸胸大肌。15 秒/次，10 次/组，2 组/天。

长期颈部前伸的姿势会导致肩颈部（上斜方肌）持续拉长紧张，那么相应前侧的胸大肌就会短缩需要被牵拉。

另外对于含胸驼背，以及颈部前伸的情况，我们还可以通过下图中的动作来进行姿势体态的纠正。

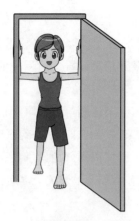

牵伸胸大肌

说到这里可能有人想问：为什么会发生骨盆后倾的情况呢，能不能预防？答案是当然可以。造成骨盆后倾的原因是多种后天因素的结果，大部分是生活习惯问题。避免久坐，尤其是"葛优躺"的姿势以及坐软沙发的习惯，减少不良姿势，可以有效预防骨盆后倾的发生。

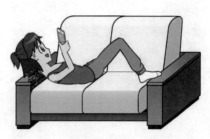

避免"葛优躺"

靳梦蝶、于虹(上海交通大学医学院附属新华医院)

"肩痛"不一定是肩周炎

肩关节疼痛好发于50～70岁的中老年人，发病率约为5％。日常工作生活中，由于长时间在电脑前打字、提挈重物、从事体力工作或运动过量，都会出现肩膀痛的现象。很多人认为，肩痛就是肩周炎，并想通过按摩和锻炼的方式缓解疼痛的症状，如此非但没有效果，反而会加重疼痛。实际上，引起肩膀痛的常见原因除了肩周炎，还有肩袖损伤。

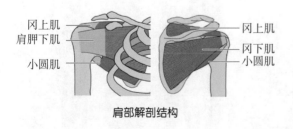

肩部解剖结构

区别肩周炎和肩袖损伤

肩周炎又名"冻结肩"，因为好发于50岁左右的人群，故又称"五十肩"，有2％～5％的发病率，女性较男性多见；肩周炎是肩关节周围组织慢性无菌性炎症反应，导致关节囊发生粘连，因此适当的、早期的康复功能锻炼，可有效缩短病程。

肩袖损伤是肩关节周围的"筋"部分断裂或完全断裂，分为急性损伤和慢性疲劳损伤两种。大部分肩袖撕裂的原因是慢性撕裂，少数是急性撕裂。慢性劳损多见于40岁以上的人群，女性多见。肩袖损伤常导致肩关节无力、主动活动丧失，前屈、外展、内外旋力量减弱。刚患病时关节的被动活动度尚能完全保留，之后如果发生粘连，被动活动才会受影响，严重者很难自愈。

1. 活动受限程度

肩周炎：主要是肩关节周围组织的粘连引起的，表现为肩关节各个活动方向均受限，随着病情的进展，进入冰冻期后主要表现为，抬不高,转不动,不论是自己主动活动还是他人帮助下的被动活动均不能抬起,故肩周炎又称为"凝结肩"。

肩袖损伤:活动受限程度不及肩周炎,主要表现为肩关节主动活动受限,外展、上举无力,需在其他人的帮助下完成。

2. 疼痛情况

肩周炎:疼痛常表现为整个肩部,无固定压痛点。休息时有疼痛,运动时疼痛可随活动的范围扩大而加剧,为持续性。对天气的变化敏感,寒冷时疼痛明显。

肩袖损伤:疼痛多位于肩前方,三角肌前方及外侧,并向颈部、上臂部放射活动或增加负荷后加重;夜间症状加重,常痛醒。夜间疼痛为肩袖损伤的典型特点。

3. 治疗方法不同

肩周炎:主要通过运动把"冻结"的肩关节松解开,可以通过我们熟知的"爬墙"、双肩上举、甩肩等运动来增加血液循环,防止关节囊进一步粘连,改善肩周炎症状,促进肩关节康复。但需注意避免过度锻炼,如大幅度拉吊环,用力轮胳膊等会造成肩周组织的炎性物质渗出增多,加重粘连与疼痛,不利于病情的恢复。经过规范的治疗,大部分一年左右会自行缓解,最多不超过一年半,少数保守治疗效果不佳者需手术治疗。未经过治疗者,约有40%遗留肩关节功能障碍和疼痛。

肩袖损伤:急性期需要制动2～3周,保持肩部休息,使得受伤的肌肉或肌腱慢慢得到恢复。如在损伤情况下继续锻炼,会让肩袖的撕裂加重,就像袖口破了,如早期不修补,破口将越来越大,最后出现巨大肩袖撕裂,最终导致肩关节周围肌肉萎缩,肩关节脱位。该病无法自愈,且越动疼痛会越明显,严重的需要关节镜下治疗。

综上可知,这两种疾病的治疗方法截然相反。肩周炎的治疗要求锻炼、锻炼、再锻炼,松

解粘连;而肩袖损伤要求减少主动活动,少撞击。如果错误治疗,只会越来越重。所以遇到肩痛,请别随意给自己戴上肩周炎的帽子,及时就医,不要轻"举"妄"动"!

当然,肩关节疼痛不仅仅限于这两种疾病,对于难治性肩关节疼痛,建议到医院做肩关节磁共振检查,既可以很好地鉴别两种疾病,又可以排除其他原因引起的肩关节疼痛。

如何有效预防"肩周炎"

1. 调整坐姿和睡姿:坐的时候要挺胸抬头,不要俯卧睡觉。侧卧时选择高低适中的枕头,避免对一侧肩膀的过度受压。

2. 不要直吹空调:防寒保暖对预防肩周炎至关重要,切勿天热直接吹风扇、空调;睡觉时避免关节外露。

3. 多做运动,加强锻炼:每天坚持做一些如散步、慢跑、太极拳、体操等活动,使肌肉血液流畅。也可做功能锻炼,比如"爬墙"锻炼、体后拉伸、旋转手臂锻炼、摇膀子等方法预防。但要注意运动量,避免肩关节及周围软组织的损伤。

尤其是已经患有肩周炎的患者,对健侧的肩膀也要做好预防工作。研究表明,40%的肩周炎患者一侧肩膀患病5～7年后,另一侧也会发生肩周炎。

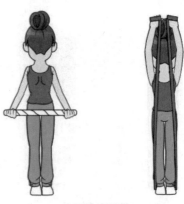

体后拉伸训练

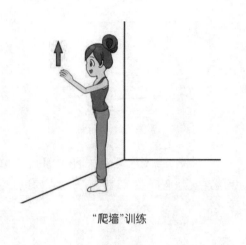

"爬墙"训练

如何有效预防"肩袖损伤"

1. 合理使用肩关节,避免过度活动、长期负

重、撞击、摔倒,如搬运重物或做运动时应注意间歇性休息。

2. 若长期从事或爱好游泳、举重、拍球运动等需反复使肩关节极度外展的运动,要做好运动前的准备活动与锻炼,同时保证正确的运动、发力姿势及技巧,做好自身保护。此类人群容易出现慢性肩袖损伤,起初疼痛不明显,常导致治疗延误,因此,在生活中出现肩关节不适或轻度疼痛时,应及时到医院就诊。

3. 老年人或已有肩袖损伤者,应避免提重物、避免需肩部猛然发力的运动、注意防摔、防止肩关节受到撞击。

孟宪忠、甘梦洁(上海市浦东新区人民医院)

"小动作"告别"妈妈手"

"妈妈手"的医学专业名词是桡骨茎突狭窄性腱鞘炎,是由于长时间用力导致了桡骨茎突腱鞘炎症,肌腱受压,造成向小指方向屈手腕时出现疼痛。由于多发于产后长时间怀抱婴儿的新手妈妈,所以又被称作"妈妈手"。

本病病因为肌腱在腱鞘内反复滑动摩擦,或因炎症、风湿、化脓性感染等,造成腱鞘炎症,滑膜腔内渗液、肿胀,导致腱鞘容积变小,肌腱受压,局部炎症刺激产生疼痛。

"妈妈手"的特点

1. 拇指侧的手腕处疼痛,拇指及腕关节活动时疼痛明显,尤其是腕关节向小指方向屈腕及屈指时疼痛加重。

2. 压痛明显,有时在痛点处可以触及似骨性结节的突起,拇指活动受限。

3. 提重物、拧毛巾、端东西等受限,疼痛。

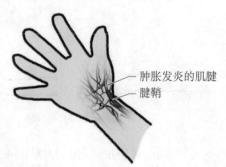

肿胀发炎的肌腱
腱鞘

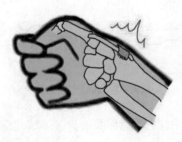

"妈妈手"疼痛部位

"妈妈手"好发年龄为 30～50 岁,大拇指经常需要用力的人群尤其好发。女性发生率更高。除了经常抱婴儿的妈妈,美发师、老师、搬运工人、打字员等长期使用电脑的人,以及类风湿性关节炎患者也容易发病。近来,因长期玩手机、电脑引发"妈妈手"的也不在少数。

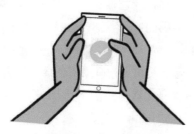

长期玩手机易引发"妈妈手"

出现"妈妈手"该怎么办

1. 减少或停止手腕部及拇指的活动,必要时佩戴支具。

2. 热疗、低频、超声波等物理因子治疗。严重者可配合口服消炎、止痛药物。

3. 冲击波治疗可以起到消炎、消肿、松解粘连、促进损伤修复的作用。

4. 功能锻炼,无痛范围内最大范围地活动训练。

（1）向手掌方向屈曲腕关节,到最大位置上坚持 5 秒,每天 3 组、每组 10 次。

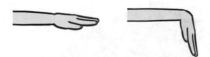

腕关节中立位　　腕关节屈曲位

腕关节屈曲训练

（2）向手背方向背伸腕关节,到最大位置坚持 5 秒,每天 3 组、每组 10 次。

腕关节背伸位

腕关节背伸训练

（3）尺侧偏与桡侧偏,向手的拇指和小指侧活动手腕,在最大程度坚持 5 秒,每天 3 组、每组 10 次。

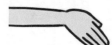

腕关节桡偏　　　　　腕关节尺偏

腕关节桡偏、尺偏训练

（4）腕关节力量练习

腕关节屈曲,掌心向上,手握矿泉水瓶或小哑铃,匀速屈曲腕关节,然后放松到原位,每天 3 组、每组 10 次。

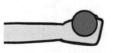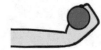

腕关节中立位　　　　腕关节屈曲

腕关节屈曲力量训练

腕关节伸展:掌心向下,手握矿泉水瓶或小哑铃,匀速上抬腕关节,然后放松回到原位,每天 3 组、每组 10 次。

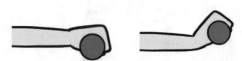

腕关节中立位　　　　腕关节背伸

腕关节背伸力量训练

提醒:如经过保守治疗无效,则应尽快复诊,由医生制定进一步的治疗方案。

温馨小·贴士

1. 在洗衣服、做饭、编织毛衣、打扫卫生等家务劳动时,要注意手指、手腕的正确姿势,不要过度弯曲或背伸;提拿物品不要过重;手指、手腕用力不要过大。

2. 连续工作时间不宜过长,工作结束后可两手相互放松手指和手腕,再用热水泡手。

3. 冬天手洗衣服时最好用温水,出门戴棉手套,防止手部受寒。

4. 对于长期伏案办公人员来说,应采用正确的工作姿势,尽量让双手平衡,手腕能触及实物,不要悬空。

5. 手腕关节做 360° 的旋转;或将手掌用力握拳再放松,来回多做几次;还可以将手指反压或手掌反压几下,都可有效缓解手部的酸痛。

6. 感觉身体关节疲劳时可以泡热水澡,舒解一下紧绷的肌肉,或是在酸痛的部位进行热敷。

金红花(广西壮族自治区江滨医院)

网球肘的家庭康复

网球肘,又称肱骨外上髁炎,是由肘关节处前臂伸肌重复用力导致的慢性撕拉伤损伤及前臂伸肌起点处肌腱炎症。患者会在用力抓握或提举物体时感到患部疼痛。除了网球、羽毛球运动爱好者外,近年来承担繁重家务劳动者的患病率也明显增加。

网球肘有什么表现

网球肘多数发病缓慢,症状初期会感到肘关节外侧酸痛,患者自觉肘关节向外上方活动时有放射痛。一般在肱骨外上髁处有压痛点,局部无红肿,肘关节伸屈不受影响,但前臂旋转拧毛巾、旋转门把手、反手击球等活动时疼痛。严重者伸指、伸腕如执筷、使用键盘等动作时即可引起疼痛。有少数患者在阴雨天时自觉疼痛加重。

自我检查时会发现肘关节外侧压痛,疼痛可沿前臂向手放射,前臂肌肉紧张,肘或腕关节僵硬或活动受限,局部肿胀不常见。

有哪些家庭康复方法

1. 放松地坐在椅子上,将手放在大腿上,手腕自然下垂掌心向下,手握哑铃或注满水的水杯,做简单的弯举,动作要缓慢有控制。

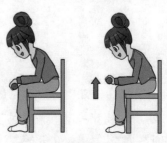

腕部训练

2. 弹力带抗阻训练,先将肩部放松,屈肘置于体侧,前臂呈内旋状态掌心向下,将弹力带缠绕在患侧手掌,稍拉直后用力旋转前臂至掌心向上,保持数秒后再缓慢旋转回初始位。

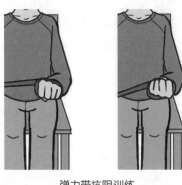

弹力带抗阻训练

3. 进阶前臂抗阻旋转训练,可选用小工具锤,从直立位缓慢旋转前臂至铁锤横置,再缓慢回到中立位。若下放或回到直立过程中出现疼痛,可用健侧手在下方做轻微的减重辅助,如若痛感剧烈,则停止该项训练并返回动作2。

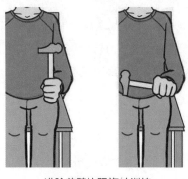

进阶前臂抗阻旋转训练

4. 弹力棒模拟拧毛巾动作,双手肘伸直,患手握住弹力棒不动,用健侧手缓慢扭转弹力棒,让患侧手在手腕不产生活动的情况下做等长收缩,对抗弹力棒产生的张力。

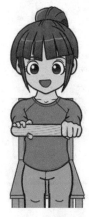

拧"毛巾"训练

上述动作每组 10 次,组间休息 30 秒,可连做两组,随着疼痛缓解可常规性地进行功能性动作锻炼,如拧毛巾、使用锅铲、球类运动挥空拍等,自我评估恢复情况。除了进行运动训练外,还可在压痛点周围进行按摩、热敷,在疼痛消退前要避免前臂大负荷负重,请将繁重的家务交由自己的另一半操持。适当的运动可以助您早日恢复正常的生活、工作,回到自己热爱的球场!

郑果涵、赵菁(上海交通大学医学院附属新华医院)

胫骨平台骨折术后的正确康复

骨折是我们在日常生活中常见的一种疾病,通过手术治疗往往可以达到稳定的固定作用。手术固然重要,但术后功能康复亦不能忽视。这里讲讲常见的胫骨平台骨折术后正确康复。

胫骨平台是膝关节重要的负荷组成部分,

也是膝关节创伤中最常见的骨折之一，多发生于强烈的外翻和内翻应力合并轴向载荷时，同时股骨髁对其下胫骨平台有压力和剪切力，可造成劈裂骨折、塌陷骨折或两者兼有。当发生胫骨平台骨折后，大多需要通过手术切开复位固定，术后要及时进行康复训练，以加快骨折愈合，促进患肢功能恢复。

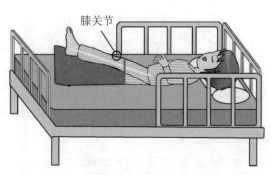

仰卧位体位摆放

侧卧位：健腿在下适当弯曲，双腿间放置枕头（枕头要足够蓬松且长度超过小腿），患侧腿借助枕头垫起呈向外轻度打开的状态（高于心脏）。

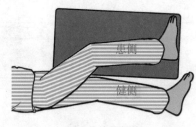

侧卧位体位摆放

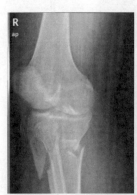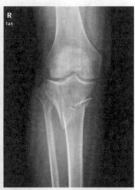
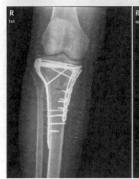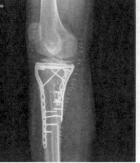

胫骨平台骨折及术后

术后体位摆放

康复应肢体固定与训练同时进行。确保固定的可靠性，以保障康复训练正常进行。循序渐进，避免再次损伤。

仰卧位：患肢抬高到膝关节正后方处，再向大腿近端延伸约 10 厘米（图中红色竖线标记）。

术后康复措施

1. 术后 0~3 天

术后麻醉消除后即可开始进行踝泵运动，以及股四头肌、腘绳肌主动静力性等长收缩练习。

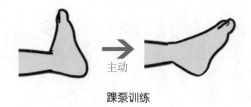

踝泵训练

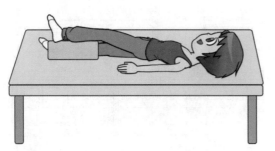

股四头肌、腘绳肌主动静力性等长收缩训练

2. 术后 3～7 天

疼痛缓解：患肢直抬腿、侧抬腿练习，加强下肢肌力。

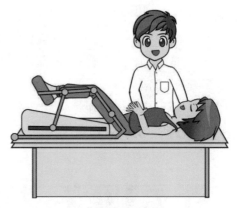

持续性被动运动

消除肿胀、改善膝关节活动度：髌骨松动训练（患者用拇指、食指捏住髌骨进行上下左右推动）。

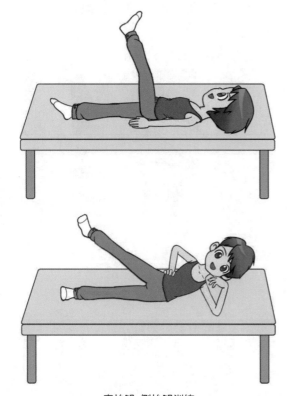

直抬腿、侧抬腿训练

改善膝关节活动度：在康复治疗师指导下使用持续性被动运动装置 CPM 进行持续性被动活动，初期角度以 30° 为宜（使用后进行冷敷 10～20 分钟）。

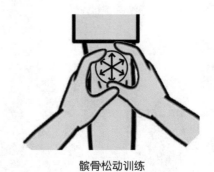

髌骨松动训练

3. 术后 2～3 周

根据患者恢复情况，以双拐辅助下地行走，患肢悬空，不可负重。

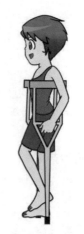

双拐辅助行走训练

膝关节在无痛或微痛范围内的主动屈伸练习（在膝关节屈伸范围极限处保持 1 分钟，每日 4～6 次）。

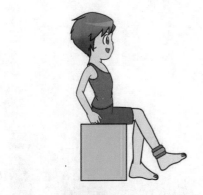

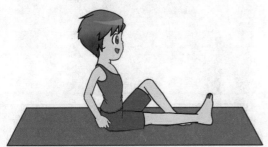

主动屈伸训练

4. 术后 4～6 周

拍摄膝关节 X 线片复查，并根据骨折线愈合情况及专业医生建议决定是否开始进行患肢负重练习。

使用体重秤开始进行患肢负重练习，患肢负重量从体重的 10％开始，逐渐增加到 20％、30％直至全体重。

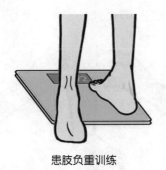

患肢负重训练

前后及侧向跨步平衡练习：每组 10 次，每日 5～10 组。

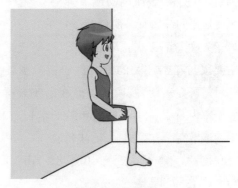

前后及侧向跨步平衡训练

靠墙静蹲练习：随着患肢力量逐渐增加，同时增加下蹲角度，保持 1～2 分钟，每日 10～20 次。

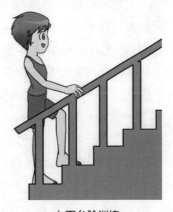

靠墙静蹲训练

上下台阶练习：每组 10 次，每日 5～10 组。

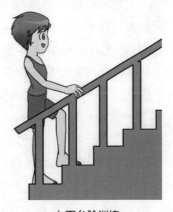

上下台阶训练

正确的骨折康复对患者预后十分重要,可在骨折早期防止并发症、加快骨折愈合和肢体功能恢复,需遵医嘱循序渐进康复训练,才可以使未来功能恢复最大化!

孙成伟、王姗姗、刘晓楠、杜青(上海交通大学医学院附属新华医院)

老年人肌少症可预防

人肌肉的储备主要从出生开始,至30岁左右,达到一个高峰期,而30岁之后,每年以1%的速度下降;50岁以后,下降的速度每年超过1.5%;70岁以上肌肉丢失的速率更快。肌肉减少症是一种与增龄相关的进行性骨骼肌量减少、肌肉力量和/或肌肉功能下降,并引起一系列不良后果的综合征。肌肉减少症的发生会导致老年人功能的丢失。多数情况下,肌肉减少症主要以与年龄相关的原发性肌肉减少症为主。目前研究表明,肌肉减少症在老年人群中的发病率为8%～40%,随着年龄的增长,其发病率逐渐增高。有数据显示,年龄在50～70岁时,肌量丢失速率会达到每10年8%,而70岁以后会以15%的速率下降。

肌肉减少症有什么表现

肌肉减少症的特点是骨骼肌量降低,肌肉内产生大量脂肪,进而影响肌肉力量和功能。当下肢肌力下降时会直接影响平衡功能,导致老年人摔倒频率上升,造成老年人失能等的不良后果,严重影响老年人的生活质量。

肌肉减少症目前没有特异性的临床表现,患者可表现为虚弱、肌肉无力、步行速度缓慢、容易跌倒等,其病因及发病机制十分复杂,缺乏体力活动和蛋白质摄入不足被认为是导致肌肉减少症的主要因素。

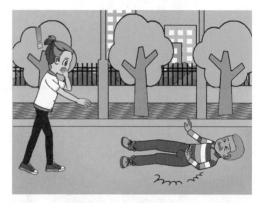

肌肉减少症易导致跌倒

如何诊断肌肉减少症

1. SARC－F量表:SARC－F肌肉减少症评定量表和补充问卷包括力量、辅助行走、起立、爬楼梯、跌倒共五项内容,当SARC－F量表得分≥4分时,筛查阳性,可初步发现疑似病例。

2. 小腿围度:使用非弹性带测量双侧小腿的最大周径,亚洲肌少症工作组建议小腿围诊断为男性<34厘米,女性<33厘米。

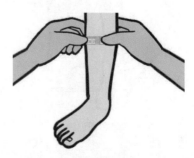

小腿围度测量方法

3. 简易体能测量表 SPPB：SPPB<9 分，反应躯体功能下降。

4. 握力测试：男性<28 千克，女性<18 千克，说明肌肉力量减弱。

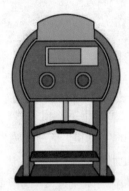

握力测试计

5. 辅助检查：骨骼肌质量的诊断方法包括双能 X 射线吸收法（DXA）、生物电阻抗分析以及使用 CT 计算第三腰椎骨骼肌指数等，而 DXA 法是诊断肌肉质量最常用的方法。使用 DXA 测定出四肢骨骼肌质量，再除以身高的平方作为四肢骨骼肌指数（ASMI），若男性<7.0 千克/米²，女性<5.4 千克/米² 则考虑存在肌肉质量减少。

如何预防肌肉减少症

肌肉减少症是可以预防的。早期采取合理的生活方式和干预可以有效地阻止它的发展。老年期后要注意营养均衡，合理运动。在运动中除有氧运动外，还应增加抗阻力运动，让肌肉保持较好的功能状态。

目前，肌肉减少症的干预方式有运动干预、营养干预、药物干预等，运动是增加肌肉量和提高肌力的最有效途径之一。

1. 营养干预

营养疗法是干预肌肉减少症的主要途径之一，其中蛋白质的摄取尤为关键。对肌肉减少症的预防及治疗中有益的营养素主要包括优质蛋白质、氨基酸、维生素 D 等。

蛋白质补充常规推荐量在 1.0～1.5 克/（千克·日）有助于维持氮平衡，同时可以降低因能量供给不足导致的蛋白质合成功能的下降。研究表明，蛋白质的摄入与老年人肢体骨骼肌质量呈正相关，乳清蛋白在维持肌肉质量方面发挥着重要的作用。在肌肉组织中，氨基酸是组成肌纤维的重要底物，而亮氨酸在维持肌肉质量方面也发挥着重要的价值。在饮食中补充蛋白质时，还应关注蛋白质的消化、利用率，每日应多次而非一次大量补充蛋白质。合理补充蛋白质和氨基酸是有效预防及治疗肌肉减少症的措施之一。

维生素 D 在人体中对于钙和磷的调节有着重要的作用。有研究表明，维生素 D 的补充对老年人肌肉功能的加强具有积极的作用，对于肌肉力量和功能的影响是有益的。

2. 运动干预

随年龄的增长，老年人肌肉质量、功能水平的降低在一定程度上无法避免，但仍具有一定的可塑性。有氧运动已被证明能够有效提高衰老机体骨骼肌中线粒体酶的活性、数量以及功能，通过增强老年人肌肉的抗氧化，抑制活性氧的产生。长期的耐力运动可以促进代谢物的降解，减少代谢物在细胞内的积累，防止骨骼肌萎缩。耐力运动可以抑制骨骼肌细胞的凋亡，促进骨骼肌 IIb 型纤维的合成，进而产生肌肉肥大，增强骨骼肌的质量和力量。

抗阻运动也是延缓肌少症的锻炼方法，经过系统的抗阻力量训练后，老年人的肌肉力量和功能水平可得到改善，肌肉质量和功能的衰退可得到延缓，甚至是逆转。抗阻运动是一种以发展肌肉力量为主的运动，具有强度大、时间短的特点，属于无氧代谢。合理的适合老年人的抗阻运动可以增加肌力，改善肌肉功能。

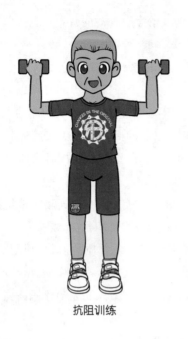

抗阻训练

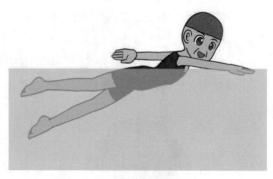

有氧训练

肌肉减少症是与年龄相关的一种老年性疾病,对老年人的生命和生活质量有很大影响,给家庭和社会也带来了沉重的负担。因此,积极地开展预防和治疗尤为重要,延缓肌肉的流失,提高肌肉的质量和力量。

张钧、李纯(上海师范大学)

肌少症 + 卒中, 1 + 1 > 2

肌少症又称肌肉衰减综合征、骨骼肌减少症、少肌症等,被认为是一种进行性的全身骨骼肌疾病,可以分为原发性肌少症和继发性肌少症。

在我国,卒中后肌肉减少症在普通人群中很常见。卒中前出现肌细胞减少症可能比怀疑的更常见,并导致功能恢复比想象的更差。由于骨骼肌质量、质量和结构的改变,卒中本身也会导致肌肉减少。这些变化是继发于中风后的常见问题,包括营养不良、活动能力下降、痉挛和运动系统重组等,此时身体存在着麻痹无力、偏身瘫痪、感觉功能障碍、疼痛、炎症、免疫力下降等系统性功能障碍及中枢神经系统局部损伤后发出的损伤信号,造成躯体营养支持下降、合成代谢信号下降及分解代谢信号增加,最终导致骨骼肌肉系统功能下降的结果。简单来说,肌少症和卒中互相影响,肌少症患者更易患中风,而卒中患者也更易出现肌少症症状。

卒中患者的临床主管医生应该意识到这种情况,并在康复计划中纳入有效的干预措施。营养优化和肌肉强化可以潜在地减少卒中相关的肌肉减少的情况,改善功能恢复以及增加出院的可能性。

自评调查问卷 SARC - F,总分≥4 分为筛查阳性,SARC - CalF 中添加小腿围,提高了 SARC - F 的敏感性,评分≥11 为筛查阳性。

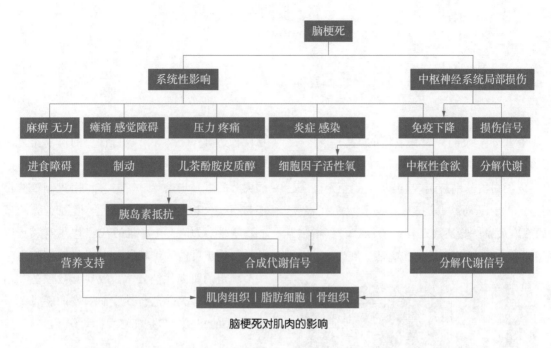

脑梗死对肌肉的影响

肌少症风险自评调查问卷

SARC-F		SARC-CalF
拿起 4.5 公斤的物品,会很吃力吗? 没有困难＝0　有点困难＝1　非常困难/无法完成＝2	肌力 Strength	
从房间门口走到底,会很吃力吗? 没有困难＝0　有点困难＝1　非常困难/无法完成＝2	行走 Assistance In walking	+小腿围 Calf circumference 男性≥34 厘米　女性≥33 厘米＝0 男性＜34 厘米　女性＜33 厘米＝10
从椅子或床铺站起来,会很吃力吗? 没有困难＝0　有点困难＝1　非常困难/无法完成＝2	起身 Rise from a chair	
连续爬 10 阶楼梯,会很吃力吗? 没有困难＝0　有点困难＝1　非常困难/无法完成＝2	爬楼梯 Clime stairs	
过去一年内,跌倒了几次? 没有＝0　1 到 3 次＝1　4 次以上＝2	跌倒 Falls	
上述 5 项总分≥4 分表示有肌少症风险		SARC-F 5 项分数＋小腿围分数≥11 分表示有肌少症风险

目前有效治疗肌少症方法包括三大方面: ①营养支持,包括补充氨基酸、脂肪酸、维生素和微量元素等;②药物治疗,包括使用睾酮、睾酮调节剂、生长素、血管紧张素抑制剂、依达拉奉和激活素受体通路调节剂等;③物理治疗,包括水疗、全身振动疗法及功能性电刺激等。

学者们还研究发现:运动是预防肌少症最好的方法,让我们一起多运动,远离肌少症吧!

包译、李凤、杨洁、李晓霞(云南大学附属医院)

拄拐了是不是就真"拐"了

有些老年人经常犯膝盖痛的毛病,来医院就诊后被诊断为双膝关节退行性变,医生建议尽量使用拐杖辅助行走,却经常遭到拒绝。"又不是老得走不动路,喊我有事没事就要拄根拐杖,好麻烦喔!要是熟人看到了,那才拐(糟糕)了!"。殊不知这样可能加速病情进展。

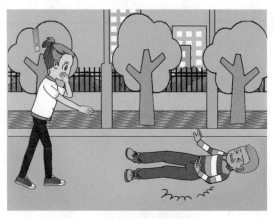

预防跌倒非常重要

拐杖可缓解膝关节退行性变

膝关节退行性变是中老年人最常见的一种慢性、进展性关节疾病,又被称为骨关节炎、骨关节病、退行性关节病、增生性关节炎病、肥大性关节炎、老年性关节炎等。关节疼痛肿胀、活动困难、关节变形、活动响声是最常见的症状。

膝关节的磨损、退行性变是不可逆转的,我们只能想办法减轻膝关节的磨损,从而有效缓解退行性变的发生。有研究发现控制体重可减轻膝关节负重、缓解磨损,而拐杖的使用则可有效地将下肢的负重转移到上肢。另有研究表明

拐杖行走可作为膝关节退行性变的运动康复手段,它可以改善退行性膝关节病的异常步态,延缓关节的进一步退化、磨损;其作用机制很有可能与拐杖分担了部分肢体重量、增强了膝关节的稳定性、缓解了股直肌的代偿作用有关。因此拄拐行走可作为维持膝关节退行性变病患者关节稳定的肌肉代偿方法。故要有效预防和治疗老年人因膝关节退行性变而引发的膝骨关节病,小小的拐杖(棍)是能够发挥大作用的。

怎样选择形态各异的拐杖

普通T字拐杖是轻度膝关节退行变的病人最常使用的单点拐杖。从外形上分,它有直杆拐和弯杆拐,还有携带方便的升缩拐、折叠拐。适用于行走稍有困难但身体状况良好、平衡感较好的老人。

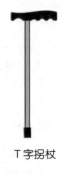

T字拐杖

对于走路时摇晃不稳、抓握力较差的老年人,则建议选用支撑面积更大、更安全的多点拐杖(如三脚拐杖或四脚拐杖)。同时,多点拐杖因其底部稳固性强,不易掉落,还可以减少老年人弯腰捡起而摔倒的风险。但是需要注意的是,四脚拐杖只适合用于平坦的地面,如果行走

于凹凸不平的地面,必须有人护卫在侧。如果是双膝病变较重或平衡功能受损的老年人,则建议使用更安全的肘拐、腋拐或四脚助行器。

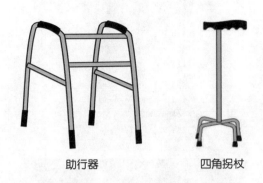

助行器　　　　　四角拐杖

选好了拐杖的种类,我们再来看看如何选择拐杖的长度:保持站位身体直立,双肩齐平,以肘关节屈曲30°,腕关节背屈30°的姿势,测量手腕皮肤横纹与地面的距离为拐杖长度;或者保持身体直立,双肩齐平,股骨大转子(大腿关节突起部)处到地面的高度为拐杖的长度。如

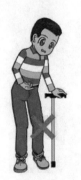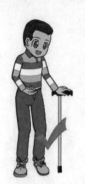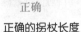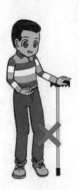

拐杖过短　　　正确　　　拐杖过长

正确的拐杖长度

果老人家有驼背前倾状况,则需适当降低拐杖高度,以正常走路姿势时的身高为准。

另外,在选择拐杖时还需要注意以下细节:拐头多选用触在地面舒服的,加用防滑垫的;拐把大多选用便于抓握的软木或乳胶质材质;拐杖的重量建议控制在250~350克。

如何正确使用拐杖

1. 拐杖支撑点:需要在脚尖前方和外侧方直角距离各15厘米处的位置。

2. 持杖行走步骤(单膝病变)

(1)使用拐杖前,应做好准备工作,保持良好心态,调整拐杖到合适的高度。

(2)持杖放在健侧,把所有的重量放在健侧腿上。

(3)将拐杖和患侧前移一段合适的距离。

(4)用拐杖和患侧支撑身体,迈出健侧腿。

(5)在迈步之前,要将拐杖平稳地放在地面上,不可前移太远,以防滑落。

3. 持杖上下楼梯:上楼梯时,拐杖需放在上一个台阶上,健侧先上,重心前移,患侧跟上;下楼梯时,拐杖先放在下一个台阶上,患侧先下,再下健侧。

潘玉婷、卢家春(四川省成都市第八人民医院)

老人预防跌倒的关键点

老年人中,跌倒是常见的致伤以及入院因素,比如髋关节骨折、硬膜下血肿等,甚至死亡。跌倒风险会随着年龄的增长而增加,65岁以上的老年人1/3有跌倒经历。然而,跌倒是可以预防的。在介绍预防跌倒的方法前,我们先来了

解下平衡。

平衡是身体所处的一种姿势状态,并能在运动或受到外力作用时自动调整,并维持姿势的一种能力。身体维持平衡是一个非常复杂的过程,由我们的视觉、前庭、本体感觉以及肌肉

骨骼这几大系统共同协调，完成平衡的维持。当我们失去平衡时就会发生跌倒。

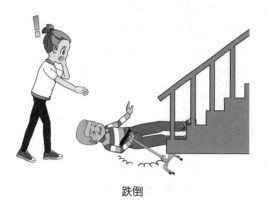

跌倒

如何避免跌倒

1. 保持良好的视力和听力

（1）视觉和听觉的下降会增加跌倒的风险。

（2）定期进行视力检查，每年至少一次。

（3）定期清洗眼镜。

（4）佩戴专业配置的眼镜。

（5）走路时不要戴双焦点眼镜（老花眼镜），否则容易导致头痛或者头晕。

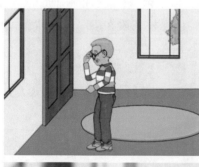

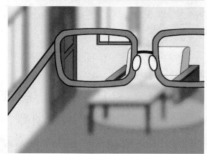

佩戴专业的眼镜

（6）用彩带突出屋子里的所有门槛，可以帮助你更好地注意它们，预防走路时被绊倒。

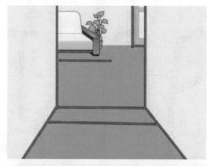

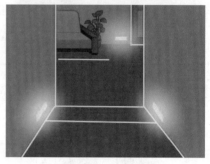

用彩带突出所有门框

（7）如果你佩戴了助听器，确保它状态良好。

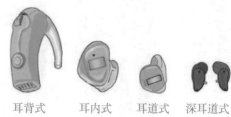

耳背式　　耳内式　　耳道式　　深耳道式

不同款式助听器

（8）定期清理耳垢，提高听觉，维持平衡。

2. 舒适的衣服和鞋类

（1）衣服和鞋子不合适会增加跌倒风险。

（2）衣服不应过长，不要触及踝部或者地板。

（3）要穿鞋底防滑的鞋子。

（4）选择合适的、可以提供良好支撑的鞋子，鞋跟高度小于 2.5 厘米，且合脚。

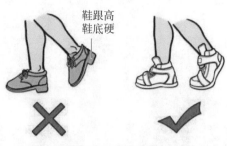
选择合适的鞋子

3. 合理使用辅助器具

使用物理治疗师建议的助行器（步行架，四点手杖，拐杖等），即使短距离行走也要使用。

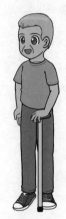
拐杖助行

（1）确保助行器高度合适：手柄高度和站立时腕关节高度相当。

（2）保持助行器处于良好的状态，经常检查是否有松动的螺丝、磨损的塞子、刹车是否正常。

4. 预防体位性低血压

体位性低血压是当人改变体位从卧位到坐位时，或者从坐位到站位时，血压下降。主要表现为：头晕、目眩、无力、视力变化，比如模糊或者两眼发黑以及晕倒。

（1）从卧位到坐位或者从坐位到站位应该缓慢进行，站起之后，先站立 1 分钟再行走。

（2）尽量减少长期卧床和制动。

（3）保持充足的液体摄入。

5. 良好的大小便控制能力

大小便控制是指能够自主地控制排尿和排便的能力。大小便失禁（膀胱或肠道控制丧失），尿急（突然想小便）和尿频（需要频繁上厕所小便）可以增加跌倒的风险。二便控制造成跌倒的主要原因是：紧急时去厕所步行速度增加；夜晚去厕所的频率增加；厕所湿滑地面会增加跌倒机会。

（1）建立如厕习惯，不要等到无法忍受时才去如厕。

（2）夜间坐便器/尿壶放在床边。

（3）减少咖啡因和碳酸饮料摄入。

（4）夜间减少液体摄入。

6. 安全的居家环境

大多数跌倒发生在家里，所以需要进行环境改造，让家居环境更安全，预防跌倒。

（1）保证有充足的光线尤其在夜间。

（2）电话、灯、家电开关要在够得到的范围，且周围没有障碍。

（3）电线、杂物远离走道。

（4）去掉地板上的地毯、碎布、垫子等。

（5）及时擦干地板上任何液体。

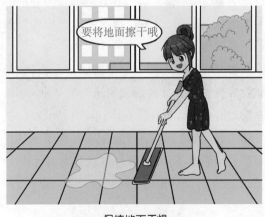
保持地面干燥

让我们一起努力，将跌倒发生率降到最低！

包译、甘露、孙彤、杨颜安、李凤、曹淑娴（云南大学附属医院）

盆底康复只适合产妇吗

盆底康复是指利用物理康复治疗手段施行对盆底支持结构的训练、加强及功能恢复,并针对性地治疗盆底功能障碍(PFD)的治疗。女性的妊娠及分娩被认为是 PFD 的独立危险因素,尤其是首次妊娠与女性 PFD 的发生密切相关。所以,说到盆底康复,很多朋友第一反应是产后盆底康复。

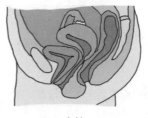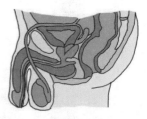

女性　　　　　　　　男性

盆底肌侧面图

盆底康复可以帮助很多人

但是,盆底康复是产后女性的专属治疗吗?

其实不然,盆底康复的对象主要是指具有 PFD 症状的患者,PFD 是指盆底无法完成其对盆腔脏器的支持作用或不能支持这些器官发挥正常的功能,这些功能障碍可能累及一个或多个器官,从而出现盆腔痛、盆腔脏器脱垂、压力性尿失禁或排空障碍以及性功能障碍等在内的一系列盆底症状,但不包括盆腔器官损伤所致的功能障碍。

盆腔脏器脱垂是一个重要的健康问题,是指盆腔脏器和与其相邻的阴道壁突入阴道,或从阴道脱垂包括子宫脱垂、阴道前后壁脱垂、膀胱膨出和直肠膨出等。子宫脱垂是指子宫从正常位置沿阴道下降,宫颈外口达坐骨棘水平以下,甚至子宫全部脱出于阴道口以外,常伴有阴道壁脱垂。

压力性尿失禁是指腹压突然增加导致尿液不自主流出,其特点是在平时活动时无漏尿,而腹压突然增加(如咳嗽、打喷嚏、大笑、提重物、跑步等活动)时尿液自动流出,严重者在休息时也有尿液溢出。

妊娠和分娩、高龄、绝经后雌激素缺乏、引起腹压增高的疾病(如慢性便秘、肺部疾病)、肥胖、糖尿病、吸烟、职业特点及遗传因素等,任何人都有可能出现 PFD,只不过阴道分娩和多产是最常见的因素。

盆底康复的主要对象

除了产后女性,以下这些 PFD 的群体也同样需要接受盆底康复治疗。

1. 脊髓损伤后 PFD:由脊髓损伤引起的神经源性膀胱(失禁、排尿困难、尿潴留)、神经源性直肠(失禁、便秘)等。

2. 椎间盘疾病后 PFD:腰椎间盘突出症患者骶髓受影响,排尿排便困难等。

3. 脑血管病变致 PFD:最常见盆底功能异常表现为尿频、尿失禁、粪失禁。

4. 周围神经病变致 PFD:神经系统的感染性疾病,如吉兰-巴雷综合征,以尿潴留常见;糖尿病神经源性膀胱,可出现尿频、尿潴留。

5. 老年群体 PFD:盆底支持结构松弛,出现大小便失禁、盆腔脏器脱垂。

6. 医源性因素致 PFD：盆腹腔手术后，如宫颈癌根治术、直肠癌根治术后尿潴留、大便失禁；先天性巨结肠切除术后出现污粪与大便失禁；椎体骨折、腰椎滑脱、脊柱不稳，以及椎管肿瘤摘除术术后出现排尿、排便困难。

盆底康复该怎么做

常见的盆底康复治疗有以下方法。

1. 凯格尔训练

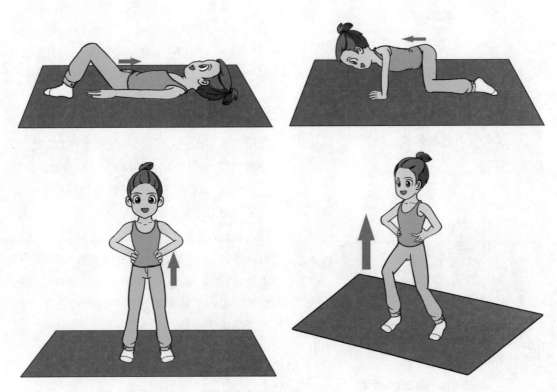

凯格尔训练

（1）仰卧位凯格尔感知盆底肌收缩，唤醒盆底肌群。

（2）四点支撑凯格尔促进盆底肌收缩，增强盆底肌稳定性。

（3）站姿凯格尔增强盆底肌抗阻，强化盆底肌。

（4）半蹲位凯格尔强化盆底肌、臀部肌群及下肢肌群。

这是目前广泛应用的盆底康复方法，是指有意识地对以肛提肌为主的盆底肌肉进行自主性收缩，通过自主、反复、有节律地收缩阴道、尿道口及肛门周围的肌肉，增强盆底肌的紧张度和收缩力，加速盆底肌的血液循环和神经功能恢复，促进盆底肌的张力恢复和神经肌肉的兴奋性，唤醒部分功能暂停的神经细胞。

2. 无创治疗

（1）体外神经电刺激疗法：刺激盆腔组织器官或支配它们的神经纤维和神经中枢，从而改善储尿或排尿功能；直接兴奋逼尿肌组织，改善膀胱功能。

（2）超短波疗法：通过超短波调整紊乱的自主神经，使其趋于正常化，可有效改善神经源性膀胱的症状。

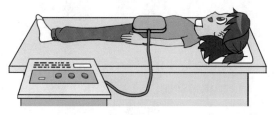

超短波治疗

3. 有创治疗

（1）神经调节和神经电刺激：该治疗为有创治疗，并发症多，不易被患者接受，临床应用少。

（2）盆底肌肉电刺激及生物反馈：使用阴

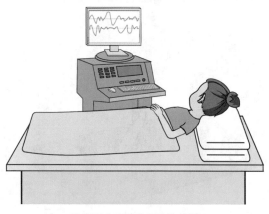

盆底肌肉电刺激及生物反馈

道或肛门电极进行盆底肌肉电刺激及生物反馈训练，刺激与兴奋盆底肌与盆神经，增强盆底肌力量，提高盆底肌控制能力。

4. 磁刺激疗法：主要机制是通过埋入的磁线圈产生持续的脉冲电磁场，持续的脉冲电磁场深入盆底肌，刺激和兴奋盆神经，引起盆底肌肉收缩，从而增强盆底肌力量，改善PFD症状。

5. 手法治疗：通过专业康复医师及治疗师的手法干预，改善盆底肌肉、筋膜、韧带的血液循环及淋巴回流；针对患者的功能障碍情况，改善神经肌肉的功能，增强盆底肌肌力和耐力；抑制肌肉的异常张力；牵伸短缩的肌肉、肌腱及其他软组织，恢复筋膜、韧带的弹性和张力。

总之，盆底康复是康复治疗领域中的分支，康复治疗的原则是：先评估，后治疗。盆底康复同样如此，精准评估是后续康复治疗方案的有力支撑，对于不同因素所致的盆底功能障碍的治疗，同样需要依靠专业的盆底功能评估，随后根据系统评估结果制定个性化治疗方案，解决患者的功能障碍。

黄颖，戴远虹，许建文（广西医科大学第一附属医院）

第九章

神经系统疾病

脊髓损伤还能参加体育运动吗

脊髓损伤是由于各种原因引起的脊髓结构、功能的损害,造成损伤平面以下的感觉、运动、括约肌和自主神经功能部分或全部障碍。不同脊髓节段损害,临床表现不同。脊髓损伤可以造成严重的并发症,包括压疮、泌尿系统并发症、呼吸系统并发症、深静脉血栓及栓塞、异位骨化、疼痛、植物神经过反射、骨质疏松。

不同脊髓节段损害的瘫痪临床特点

1. 颈段 高颈段:四肢中枢性瘫痪 颈膨大:双上肢弛缓性瘫痪、双下肢为中枢性瘫痪
2. 胸段:双下肢为中枢性瘫痪
3. 腰膨大:双下肢为弛缓性瘫痪
4. 骶段:仅出现鞍区(会阴部)运动、(腰膨大以下)感觉障碍,肛门和提睾反射消失

脊髓损伤后还能参加体育运动吗? 答案是:YES!

可以参加哪些体育活动

脊髓损伤者借助轮椅,可以参加的体育活动有:健身操、田径、游泳、举重、射箭、篮球、击剑、乒乓球、射击、硬地滚球、网球……

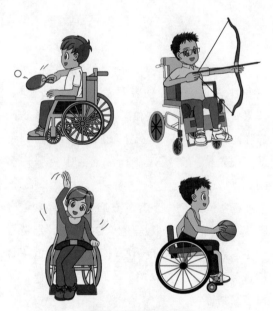

适合脊髓损伤患者的运动

其实,体育运动也是康复治疗的一部分。体育运动是"文体疗法"的一部分。"文体疗法"就是将体育运动项目和娱乐项目作为治疗手段,对患者进行的一种康复治疗。

文体疗法在国际上也称为:适应性体育活动、体育运动治疗、体育康复等。

文体疗法治疗各种疾病已经有几个世纪的历史了,将这种治疗方法发展为医院中的正规治疗方法出现在第二次世界大战时期。神经外

135

科专家 Ludwig・Guttmann 把体育引入脊髓损伤的军人康复训练之中,训练效果令人非常满意。1948 年 7 月 28 日,也就是在伦敦召开第八届奥运会的同一天,在 Guttmann 的指导下在医院内举办了世界首次轮椅运动会。为了纪念 Guttmann 为残疾人体育运动做出的贡献,在 1952 年成立了国际斯托克・曼德维尔轮椅运动联盟,决定每年的 7 月份举行国际轮椅运动会。1958 年国际残疾人康复会议以"为了残疾人的体育运动"为主题被提出进行讨论。从此,许多国家将体育运动应用于康复训练中。

脊髓损伤后体育运动的好处

在生理上:改善全身系统的机能状况,增强免疫力;降低脊髓损伤者并发心脏病、高血压、糖尿病等的机会;预防和减轻骨质疏松;预防深静脉血栓和肺栓塞;增强上肢肌力力量,可以帮助使用轮椅的残疾人在日常生活中克服许多困难。

在心理上:对抗焦虑或抑郁状态,改善睡眠,缓解疼痛;充分发挥个体的积极性、创造性和主动性,从而提高自信心;体育锻炼中的集体项目与竞赛活动可以培养人的团结、协作及集体主义精神。

想参加什么体育运动都可以吗

脊髓损伤者的体育运动一定是在专业人员评估的基础上,根据个人的功能状况,制定个体化的运动处方。在运动过程中定期进行再评估或者如有不适,随时进行再评估,根据评估结果调整运动处方。所以,不是想参加什么体育运动都可以自行参加的。

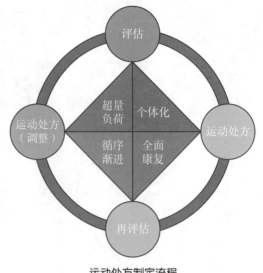

运动处方制定流程

运动时需要注意:

1. 轮椅的坐面不要过硬,端坐时间不要过长,每隔 30 分钟左右进行 1～2 分钟的臀部减压。

2. 训练过程中监测心率,预防直立性低血压。

3. 防止碰撞,避免轮椅翻倒。

4. 遵循安全性原则、循序渐进原则、超量负荷原则和持之以恒原则。

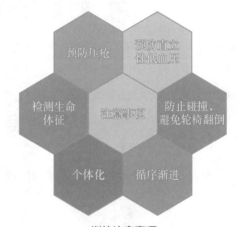

训练注意事项

齐燕解、海霞、高红艳、仲瑞青、杨小鑫(上海市养志康复医院)

谨防跳水损伤脊髓

现在的泳池都会有"禁止跳水"的标示,有的泳池还会安排工作人员进行"监督",但仍有人为了体验纵身一跃的刺激,不顾泳池规定跳水。每年由于跳水造成的脊髓损伤事件并不少见。2010年中国的一项研究显示,73.7％运动相关的脊髓损伤是由于跳水造成的。康复医学科也经常会接诊因跳水、弹跳、跳舞等导致脊髓损伤的患者,由脊髓损伤所引起的四肢和大小便功能障碍会严重影响患者的日常生活能力。

为何跳水容易造成脊髓损伤

跳水具有从高处跃下、头部先入水的特点,也就决定了入水时水对头部的冲击力很大,而颈部作为头部之后最先受到冲击的部位,其结构具有不稳定性,且椎管内的脊髓非常娇嫩,极易在较大的外力冲击下发生损伤。事实上,跳水对运动者的姿势要求非常高,即使是跳水运动员,颈椎损伤的发生率也很高。所以不建议未受过专业跳水训练的人进行跳水运动。

对于运动中出现疑似急性脊髓损伤表现的患者,需注意防止搬运过程造成二次损伤。进行转移时需几个人同时水平托住患者的颈部、胸部和腰部并放在硬担架上,全程保持脊柱中立位。

不同程度的脊髓损伤会造成不同的后果,如轻度的脊髓震荡或脊髓休克,急性期出现的感觉或运动功能障碍在度过休克期后可能会恢复,而严重的脊髓损伤可能会引起损伤平面以下运动和感觉障碍,造成活动不力甚至完全性瘫痪。

脊髓损伤后该如何康复治疗

脊髓损伤后常规的康复训练包括肌力训练、关节活动度训练、平衡训练、转移训练、大小便管理、皮肤护理、日常生活能力训练等。

随着科技的发展,新兴的康复技术也层出不穷,超声引导下肉毒毒素注射、下肢康复机器人训练、手康复机器人训练、踝关节机器人训练、脑机接口技术等都能一定程度地帮助脊髓损伤患者恢复功能,提高生活自理能力。

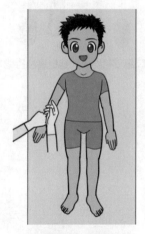

肉毒毒素注射改善痉挛

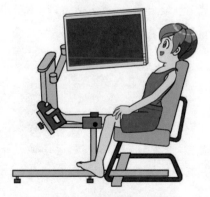

踝关节机器人训练提高踝足功能

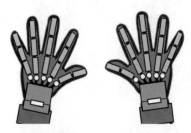

双手康复机器人训练提高日常生活能力

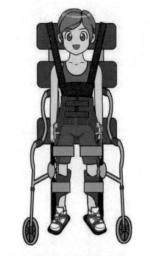

下肢康复机器人训练提高步行能力

脊髓损伤后，康复预后如何

脊髓损伤患者预后一般通过对患者运动、感觉、大小便等残存功能进行综合评估后判断。如果是完全性脊髓损伤患者以生活自理或部分自理为目标，不完全性脊髓损伤患者根据其损伤平面和损伤程度制定其康复目标，通过全面康复的程序最大程度地恢复其运动、感觉、大小便控制和生活自理能力。

当然，预防脊髓损伤始终是第一位的。在儿童学习游泳过程中，一定要有游泳教练全程指导，浅水区切记不能纵身跳水，避免意外发生，导致终身遗憾。成人如果没有熟练掌握跳水技术，也要避免在深水区、浅水区跳水，以免导致不必要的运动损伤。平时在医院就诊，明确诊断为颈椎病伴椎管狭窄的患者，需要预防跌倒和避免过度进行颈部屈伸运动，以免发生颈髓损伤。

马迪、潘钰（北京清华长庚医院）

偏瘫患者穿脱衣裤训练

许多偏瘫的患者经过指导、训练和部分协助，利用剩余能力是可以完成穿脱衣动作的。这对患者恢复自信，完成生活自理，减轻家庭及社会负担都有着十分重要的意义。

服装选择

上装选择质地柔软、款式宽松套头衫或系扣前开衫，下装最好选择宽松运动裤。鞋袜选择无须系带的弹力宽松平跟鞋和质地结实柔软的棉线袜。

穿脱衣方法

患者取坐位，将衣、裤、鞋、袜放在椅子上，移椅至健侧便于取放之处。

1. 上装穿脱方法

套头衫：患者坐稳后，将上衣背面向上放在患者双腿上，向上反折背面下摆约15厘米；将患侧手臂放在另一面下摆上，用健侧手把反面下摆至袖口处依次握入手中呈一圆筒状，套在患侧上肢前臂处放好；健侧上肢伸入另一袖中，伸出健侧手拉套在患侧上肢的衣袖,尽可能向上拉至肩关节处;用健侧手将背面下摆至领口处依次握入手中,也呈一圆筒状套到头上,使头通过领口,向下拉正面下摆,再向下拉背面下摆,整理上装。脱衣时先脱健侧袖再脱领口,最后脱患侧袖。

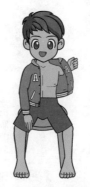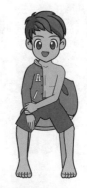

前开衫的穿衣方法(右侧偏瘫示例)

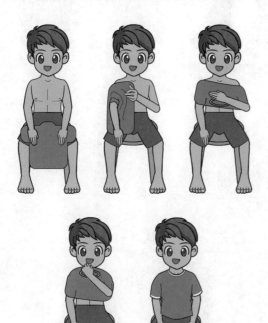

套头衫穿衣方法(右侧偏瘫示例)

前开衫:将患侧上肢放在双腿上,把患侧前襟至袖口处握入手中使之呈一筒状,套到患侧上肢前臂处放好,向上拉患侧衣袖肩部至肩关节处,穿健侧上肢,系扣整理上装。脱衣时解开扣

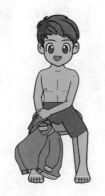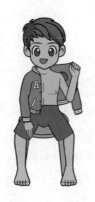

后,先脱健侧袖再脱患侧袖。

2. 下装穿脱方法:患者可坐在床边或椅子上,将患侧下肢交叉放于健侧下肢上,患侧手放在同侧下肢大腿上,另一手握住正面裤腰处。将患侧下肢裤腿套在患侧下肢上,拉至膝以上,放下患侧下肢,穿健侧下肢;患者扶床起立站稳后,或仰卧于床上,拉裤腰至腰部,整理下装。脱下装时,患者可仰卧在床上或站在床边,拉裤腰至膝关节上方,坐稳后脱下健侧裤腿,再脱患侧裤腿。

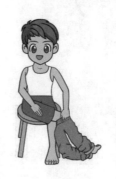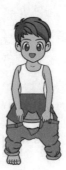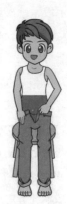

穿裤子的方法(右侧偏瘫示例)

3. 鞋袜穿脱方法:将患侧下肢盘放在另一下肢上,患侧手放于同侧下肢上,用健侧手先穿患侧下肢的鞋袜,放下患侧下肢,穿健侧下肢鞋袜。脱鞋、袜时,同样将患侧下肢盘放在健侧下肢上,先脱患侧鞋、袜,放下患侧下肢,再脱健侧鞋、袜。

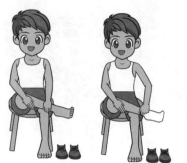
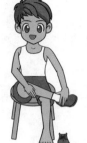
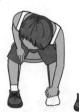
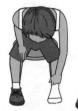
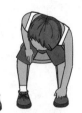

穿鞋袜的方法（右侧偏瘫示例）

吴云峰、高彩萍、张玉娟（上海市养志康复医院）

脑卒中患者步行训练

脑卒中后会导致运动、平衡、认知等一系列功能障碍，严重影响患者的生存质量，给家庭和社会带来沉重的负担，因此通过各种康复手段帮助患者恢复相关功能至关重要。平衡与独立步行能力的恢复是提高脑卒中患者生活质量的基础，也是患者康复训练计划的重点。

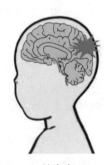

脑卒中

步行功能障碍是脑卒中患者康复过程中遇到的主要问题，能否恢复步行功能是评价偏瘫患者运动功能的主要指标。因此，偏瘫康复的基本任务之一是步行训练。

脑卒中患者进行步行训练之前，首先要确认各种动作的安全性，预防隐患，及早进行防范，并及时改进动作及技巧。患者及家属要听从医护人员的健康指导和安全教育，按照科学的方法做康复运动是非常关键和重要的。

脑卒中步行训练关键措施在于加强下肢力量和协调的训练，只有能够灵活有力地控制自己的身体，才能完成日常生活活动。

步行训练

恢复步行是康复治疗的基本目标之一。一般在患者达到自动态站位平衡以后，患腿承重达体重的一半以上，并可向前迈步时即可开始步行训练。但由于老年人易出现废用综合征，有的患者靠静态站立改善负重进展缓慢，故某些患者步行训练可适当提早进行，必要时使用下肢辅具。

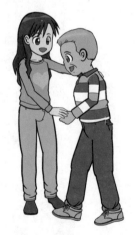

步行训练

步行训练量早期要适量，以不致使患者过度费力而出现足内翻和尖足畸形并加重全身痉挛度。对多数患者而言，不宜过早地使用手杖，以免影响患侧训练。

在步行训练前，先训练双腿交替前后迈步

和重心的转移。首先进行扶持步行或平行杠内步行，再进行患者独立步行。但也有部分患者不必经过平行杠内步行训练期，可直接进行监视下或少许扶持下步行训练。

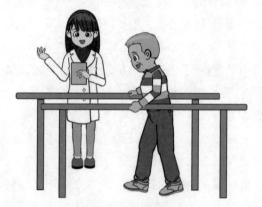

交替前后迈步训练

步行训练早期常有膝过伸和膝打软（膝突然屈曲）现象，应进行针对性的膝控制训练。如果出现患侧骨盆上提的划圈步态，说明膝屈曲和踝背屈功能差。

在可独立步行后，进一步训练上下楼梯（上行时健腿先上，下行时患腿先下）、走直线、绕圈、跨越障碍、上下斜坡及实际生活环境下的实用步行训练。

改善步态的训练，重点是纠正划圈步态。对患者要实施针对性的训练，如站立相时，患腿负重能力差，在体重转换的过程中，患腿缺乏平衡反应的能力，应重点训练患腿的负重能力，如摆动相时，患腿不能很好地屈曲，应训练幅度较小的屈曲、伸直，交替进行患侧膝关节的独立训练，达到在摆动相时患膝能完成屈曲而向前迈步。

1. 重心左右转移

方法：①患者双足分开，与肩同宽，两眼平视前方，自然站于镜前；②训练者站在患者身后，双手扶于患者两髋上，帮助患者左右转移重心，先向健侧，后向患侧。

注意：在训练时，患者上身要保持正直，防止躯干侧弯和足跟离地。

2. 重心前后转移

方法：①患者患足在前，健足在后，两眼平视前方，自然站于镜前；②训练者站在患者身后，一手扶在患侧髋部，一手扶在患侧肩部，帮助患者前后转移重心。

在训练时，患者上身要保持正直，防止躯干前后摆动；重心向前时要避免患腿突然打软或膝过伸，重心向后移动要避免患足的拖动。之后，可训练健足在前、患足在后的前后重心转移。

3. 低迈步训练

方法：①患者双足平行，两眼平视前方，自然站于镜前；②训练者蹲于患者的患侧，一手扶在患侧髋部，一手扶在患侧足足尖，帮助患者向前迈步。

注意：在训练患者上身要保持正直，向前迈步时，训练者一手要控制髋部，防止患者过度髋，一手要控制足尖，防止足尖先着地。

4. 健侧支撑迈步

方法：①患者健足在前，患足在后，两眼平视前方，自然站于镜前；②训练者站在患者身后，双手扶于患者两髋上，让患者做前后迈步。

注意：在训练患者上身要保持正直，训练者要控制好患者的髋部，避免过度提髋，身体过度侧倾。

5. 患侧支撑迈步

方法：①患者患足在前，健足在后，两眼平视前方，自然站于镜前；②训练者站在患者身后，双手扶于患者两髋上，让患者做前后迈步。

注意：在训练时，患者上身要保持正直，并避免突然弯腿或过伸。

6. 后方扶持步行训练

方法：在规范的步态训练区域，训练者站在患者身后，双手扶住患者的髋部，让其向前连续迈步。

注意：在训练时，患者上身要保持正直，步幅要均等，不要忽大忽小，避免划圈步态和低头步行。

7. 侧方扶持步行训练

方法：对于上肢肌张力较高的患者可采用侧方扶持步行训练，即训练者站在其患侧，一手抵住其肩部，一手控制其患手，使其患侧上肢处于伸肘、伸腕、伸指位，让其向前连续迈步。

注意：在训练时，患者上身要保持正直，步幅要均等，不要忽大忽小，避免划圈步态和低头步行。

上楼梯训练

1. 患者面对训练楼梯站立，健手抓握楼梯扶手，训练者蹲立于患者患侧后方，一手固定控制住患者患侧膝关节防止突然屈曲，一手控制患者健侧躯干，使患者身体重心向患侧转移。

2. 患者健侧下肢向上迈一层楼梯，并全足底稳定踩地。

注意：如患者患侧下肢负重能力较差或因恐惧心理无法完成向患侧重心转移，训练者须协助患者躯干转移并给予稳定支持。

3. 训练者辅助患者重心前移，健侧下肢负重，同时双手分别固定支持患者健侧躯干和患侧膝关节。训练者右手从膝关节上方转移至内侧方，用手指钩住并辅助患者患侧下肢屈髋、屈膝，将患侧下肢向上迈一层楼梯，并全足底稳定踩地。反复进行。

注意：训练者须在患者后方给予躯干稳定支持，防止向后倾倒。

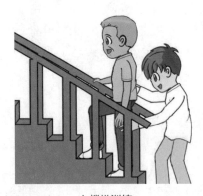

上楼梯训练

下楼梯训练

1. 患者在训练楼梯上站立，健手抓握楼梯扶手，训练者立于患者患侧方，一手固定控制住患者患侧膝关节，防止突然屈曲，一手控制患者健侧躯干，使患者身体重心向健侧转移。

2. 训练者右手从患者患侧膝关节上方转移至内侧方，用手指钩住并辅助者患侧下肢屈髋、屈膝，将患侧下肢向下迈一层楼梯，并全足底稳定踩地。

注意：在患者患侧下肢下楼梯训练中，训练者须随时观察患者患下肢的异常运动情况：如下肢伸肌张力异常高引起的膝关节外展外旋、远端肌肉无力引起的足下垂等，辅助患者稳定安全地将患者下肢放置于下一层楼梯上。

3. 训练者立于患者患侧方，一手固定控制住患者患侧膝关节防止突然屈曲，一手控制患者健侧躯干，使患者身体重心向患侧转移。同时患者健侧下肢向下迈一层楼梯，并全足底稳定踩地。反复进行。

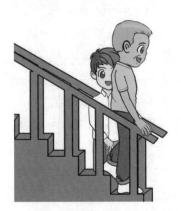

下楼梯训练

注意：在患者患侧下肢负重时，训练者须右手随时支持固定患者患侧膝关节防止突然屈曲向前倾倒。

吴云峰、高彩萍、张玉娟（上海市养志康复医院）

脑卒中患者居家谨防跌倒

据相关报道,在社区居住的脑卒中患者中,跌倒的发生率高达 37％～55％。

脑卒中患者跌倒是由多种危险因素造成的。除了自身疾病因素,外部环境带来的风险也不可小觑。如果我们能够积极识别并预防脑卒中患者居家跌倒的危险因子,就能够大大降低患者跌倒的发生率。

危险因素

引发脑卒中患者跌倒的危险因素有哪些呢？总结有以下五点。

1. 一般风险:主要有年龄、性别和血压,其中年龄因素被认为是跌倒的首要因素,随着年龄增大,跌倒风险也就越大。脑卒中患者常常伴有多种慢性疾病,而且大多缺乏自我管理疾病的经验,这也会增加跌倒的风险。

2. 药物因素:目前神经类治疗药物会增加脑卒中患者的跌倒风险,比如阿片类药物,就会使人出现肌肉松弛、体位性低血压等现象,而这种现象恰恰是跌倒的主要原因之一。

3. 疾病症状:大多数脑卒中患者会出现偏瘫、肢体无力、步态改变、活动受限、平衡功能失调、意识不清、精神异常,这些是发生跌倒的重要危险因素。

4. 环境因素:虽然脑卒中患者的生活环境是跌倒的重要原因之一,但却常常被我们所忽视。比如住房布局不合理或者起居不方便、室内光线暗淡、地板光亮容易打滑、地毯铺设不够平坦甚至于家里有跑动的宠物等,这些都会导致脑卒中患者发生意外绊倒。而绊倒被认为是日常生活中最常见的跌倒原因。

5. 其他危险:已经发生过跌倒的患者、需要使用助行器行走的患者,以及家庭看护人暂时离开,这些情况都要引起注意,容易引发跌倒意外。

一般风险:
年龄、性别、血压

药物因素:
肌肉松弛、体位性低血压

疾病症状:
活动受限、平衡功能失调、意识不清、精神异常

环境因素:
布局不合理、室内光线暗淡

其他危险:
家庭看护人暂时离开

脑卒中患者跌倒的危险因素

如何处理

在生活中,一旦发现脑卒中患者跌倒了,该怎么处理呢?

首先,不要着急把患者扶起来,患者保持静卧。接下来就是判断患者神志是否清楚,假如患者出现神志不清、口角歪斜等情况,就立即拨打"120",要向医生反映跌倒的经过;假如神志清楚,就询问患者局部有无疼痛,能否活动自如,如果没有什么问题,可以把他搀扶起来,但是建议去医院做进一步检查。

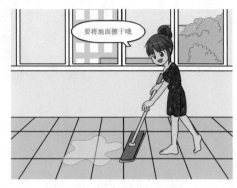

改善居家环境

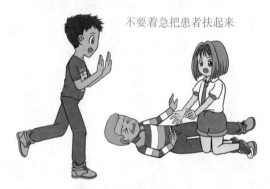

跌倒的正确处理方式

正如前面提到的,改变居家环境可以有效降低脑卒中患者居家的跌倒概率。怎样才是安全无障碍的居家环境呢?

首先是保持住房有充足的照明;在卫生间

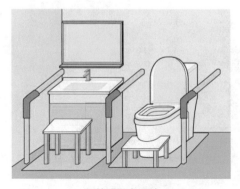

无障碍居家环境

等必要的地方安装扶手,淋浴间和浴缸中摆放防滑垫子;把地毯和垫子粘在地板上以确保平整;始终保持地面的干燥整洁,减少入口和走廊的杂乱堆放;频繁使用的物品,要摆放在患者伸手就可以拿到的地方。

最后大家一起来学习《防跌安全要记牢》歌诀。

起床落地慢慢来;
脚没站稳有风险;
使用合适助行器;
步步为营要记牢;
头晕眼花快扶稳;
休息片刻更妥当;
路面情况多留意;
危险动作别逞强;
谨防跌倒出意外;
居家生活保健康。

高彩萍(上海市养志康复医院)

144

脑卒中患者噎食的预防与急救

近年来,随着我国人口老龄化的加快,脑血管疾病患者人群数量的增加,吞咽障碍已经是脑卒中后常见的并发症之一,而吞咽障碍很容易导致患者出现噎食的情况。

噎食指食物堵塞在咽喉部或卡在食道的狭窄处,甚至误入气管,从而引发窒息。一旦窒息,平均生存时间只有短短的6分钟。即便是身强体健的年轻人,也不会超过8分钟。

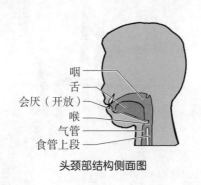

头颈部结构侧面图

脑卒中患者如何预防噎食

首先根据医护人员建议,选择相应的食物。同时,要在患者意识清醒的时候进食,进食过程中创造安静的环境。细嚼慢咽,控制一口量,不要大笑、说话,必要时采用低头吞咽的方法:低头时颈部前屈,让食物更容易吞咽。

噎食的症状大概可以分为三个阶段。

1. 早期:在进食过程中,发现患者突然不能自主说话,表情痛苦,呼吸不畅,面色涨红或青紫,这说明食物可能被卡在口腔和咽喉部位了;如果患者突然双手乱抓,身体抽搐,或者手按住颈部或者胸部,可能食物已经误入气管了。

2. 中期:这时的患者食物咳不出,呼吸也不通畅,并出现胸闷和窒息的症状。

3. 晚期:患者大汗淋漓、面色苍白,严重者会出现意识丧失。这时必须马上采取急救,否则会大小便失禁,抽搐甚至死亡。

噎食窒息的死亡发生在瞬间,及时而有效的急救是救命的关键。

如何采取急救措施

可以根据噎食的程度采取相应的急救措施。

1. 如果满脸涨红欲说无声,可以让他用力咳嗽,利用气压将食物冲出气管。

2. 如果发现吃的是馒头面包等易碎食物,可以帮助他把能看见的食物抠出来。同时,让他弯腰低头并且用掌根拍打他的背部(两肩胛骨中间)。

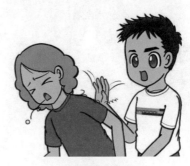

噎食应及时急救

3. 如果患者已经发生胸闷和窒息,那就必须采取有效方法来救命。这个方法就是海姆立克急救法。

(1)站立急救法

施救者站在患者身后,用双手臂由腋下环绕患者的腰部,使患者身体前倾,施救者一手握拳并用拇指突起部顶住患者腹部(脐上两横指),另一只手握紧握拳的手,在患者腹部快速向上向内呈45°角用力冲击,重复进行多次,直至食物推出气管。

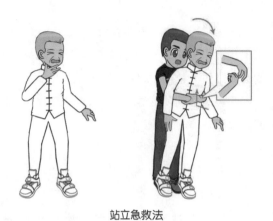

站立急救法

(2)卧位急救法

适用于已经昏迷或者腰部过度肥胖的患

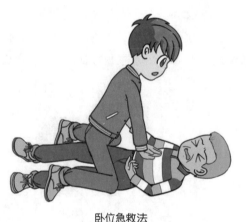

卧位急救法

者。患者处于仰卧位,施救者骑跨于患者大腿外侧,两掌重叠置于肚脐上方,用掌根向前向下用力施压,重复进行多次。

(3)自救法

当自己被异物卡喉,且周围没有其他人时,我们可以靠在固定的水平物体上,例如有靠背的椅子,以物体边缘压迫上腹部,快速向上冲击5次,直到异物排出。

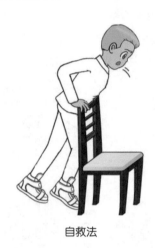

自救法

特别要提醒大家:噎食情况一旦发生,首先拨打"120",在等待的过程中实施急救;接下来在抢救过程中,一定要有食物冲出气管,呼吸逐渐通畅,抢救才算成功,但仍建议进一步就医检查。

高彩萍(上海市养志康复医院)

脑梗死"前兆"——短暂性脑缺血发作

中风是引发残疾的常见疾病,医学术语也叫脑卒中,是造成人类死亡的第三位疾病,其中以缺血性卒中(脑梗死)所占的比例最大。说到脑梗死,人们常常想到的是偏瘫、口眼歪斜、言语含糊等。然而,令人谈之色变的脑梗死也是

有"预警"的,那便是——短暂性脑缺血发作(TIA)。

TIA与脑梗死的病因和高危因素相似,简单来说,就是一次可以在24小时内自发缓解的"轻微脑梗",但是,脑是人类最复杂精密的器

官，因此 TIA 和脑梗的表现并非像人们常见的那样单一。

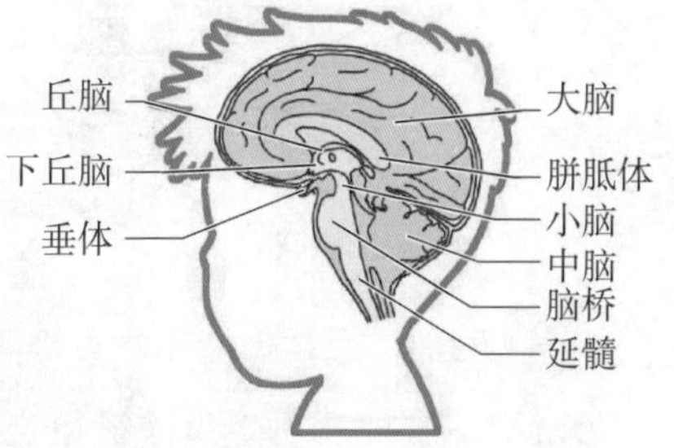

脑结构纵切示意

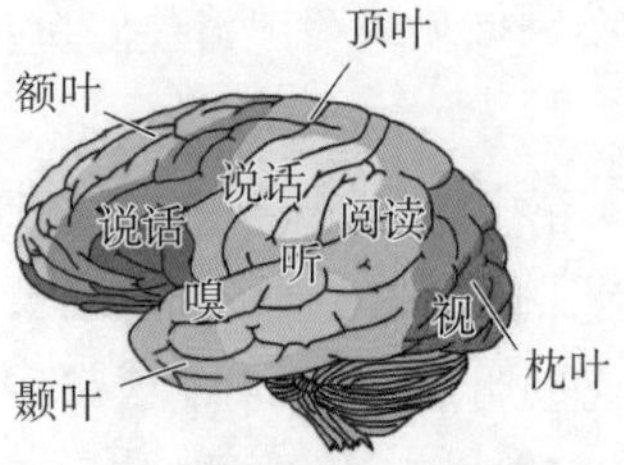

脑结构及功能

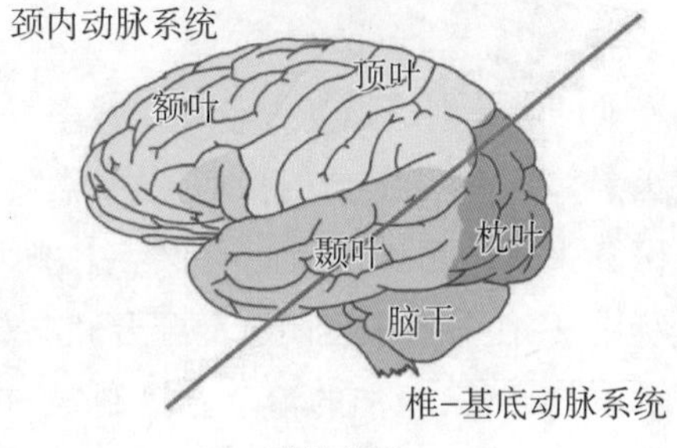

脑的血供

TIA 的自我识别

TIA 具有可逆性，发作一次之后，可自行好转。往往患者去看医生时，症状已经不存在了，且影像学检查也无任何责任病灶，在诊断时主要依靠病史以及脑血管病危险因素。如果在发病时不能正确识别 TIA 表现，将会给诊疗带来难度。所以，TIA 的自我识别尤为重要。

TIA 患者多伴有高血压、动脉粥样硬化、糖尿病或高脂血症等脑血管病危险因素。发病突然，历时短暂，一般不超过 24 小时，不遗留后遗症。依据微栓塞部位及临床症状的不同可以划分为颈内动脉系统 TIA 和椎基底动脉系统 TIA。

1. 颈内动脉系统 TIA：发作时可出现有一过性单眼黑矇甚至失明，发作性偏身瘫痪或单肢瘫痪，发作性偏身感觉障碍或单肢感觉障碍等表现，轻症患者可仅表现为步态异常、手指精细动作（如：扣扣子、写字、系鞋带）差或肢体感觉丧失、麻木，手套、袜套样感觉等。如为主侧半球受累还可出现一过性失语，如言语不能、无法理解文字、无法听懂语言、无法命名物品等。

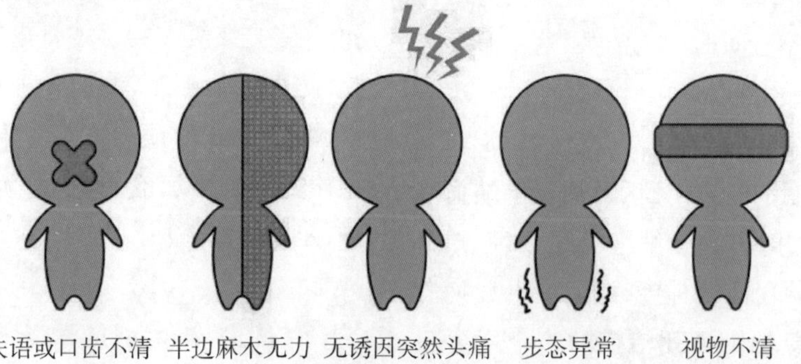

颈内动脉系统 TIA 发作症状

2. 椎基底动脉系统 TIA：最常见的表现为发作性眩晕、平衡障碍、眼球运动异常、复视和耳鸣。可有单侧或双侧面部、口周麻木，嘴角歪斜，单独出现或有对侧肢体瘫痪、感觉障碍，呈典型或不典型脑干缺血综合征。部分患者还可出现吞咽困难、心率、血压的突然改变、猝倒等表现。

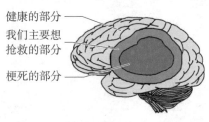

局部脑缺血

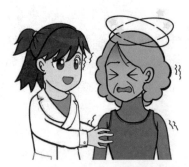

椎基底动脉系统 TIA（发作性眩晕）

TIA 的治疗和预后

当出现以上症状时请不要轻视，特别是"三高"患者，一定要予以重视，这是身体敲响的警钟，请尽快就医！如果您既往有以上症状，且反复发作，自行缓解，那么很可能是已经经历了 TIA，也请及时就医并及时诊断，及时治疗。

TIA 发生后，由于快速恢复血供，所以往往不会留下后遗症，但是，也有部分 TIA 会进展为脑梗死。研究表明，发生 TIA 后 7 天内脑梗死的风险为 4%～10%，尤其是症状缓解较慢的患者，进展为脑梗死的概率更大。当演变为脑梗死后，症状往往不会短时间内消失，这些脑梗死症状的缓解主要依赖以下两个方面。

1. 挽救"半暗带"

局部脑缺血由中心坏死区及周围脑缺血半暗带组成。坏死区中的脑细胞已死亡，但缺血半暗带尚有大量存活的神经细胞。所以，挽救缺血半暗带是急性脑梗死治疗的一个主要目的，这也是内外科治疗脑梗的理论基础。

2. 康复治疗——向正常脑组织寻求代偿

一般建议，在脑梗死后生命体征稳定 48 小时后、病情不再进展时便可开始康复治疗，而且康复治疗需要贯穿脑卒中治疗的全过程，循序渐进。

虽然脑卒中导致的坏死的神经细胞不可再生，但神经细胞之间的神经环路及突触具有可塑性。研究表明，脑皮质功能区可受刺激而发生变化，频繁刺激可使相应脑区扩大，而有效、有计划且分阶段的康复训练可以帮助患者恢复功能。

专业的康复训练是卒中患者致残率下降的重要因素，为了达到最佳的疾病预后，需要寻求专业医务人员的帮助。因此，在"卒中单元"建设过程中，往往需要康复团队的配合和参与，精细化的康复评估、精准的治疗方案制定与执行都是改善卒中预后的必要条件。

"来也匆匆，去也匆匆"的短暂性脑缺血发作，请一定不要忽视。一旦出现，请尽早就医治疗，防止脑梗死的发生。此外，及早识别危险因素、做好 TIA 的预防尤为重要，大家记住：作息规律、积极运动、合理膳食、血压管理、良好心态、定期体检。

樊婧、王姗姗、刘晓楠、杜青（上海交通大学医学院附属新华医院）

为什么说话困难令人难懂

我们开口说话需要肌肉的参与才能完成。这些肌肉包括面部、下颌、唇、舌、喉部的肌肉以及呼吸肌。当支配这些肌肉的神经（中枢或周围神经）损伤时，导致这些肌肉无力，使面部、下颌、唇、舌的运动以及呼吸运动之间的协调性和准确性破坏，我们在说话时就表现为含糊不清，阴阳怪气，听者难以理解，从而影响说话者的社会交流。这就是神经性言语障碍。

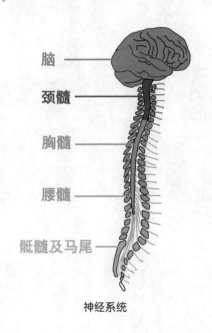

神经系统

类型和表现

哪些疾病可导致神经性言语障碍呢？简单归纳起来包括两类：发育性和获得性的神经损伤所导致的疾病。发育性的神经损伤，如脑瘫、唐氏综合征等；获得性的神经损伤，如中风、脑外伤、帕金森综合征、重症肌无力、多发性硬化、亨廷顿疾病、肌萎缩侧索硬化症。

根据不同部位的神经损伤，神经性言语障碍可分为以下七类。

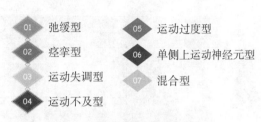

神经性言语障碍分类

神经性言语障碍的表现主要有以下几点。

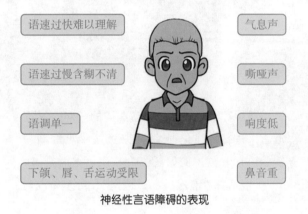

神经性言语障碍的表现

如果你发现自己说话困难，就应该立刻去看医生。言语治疗师会评估你的言语与语言功能，以判断是否有神经性言语障碍或者其他问题。言语治疗师会采用标准化的全面评估，为您提供最佳的治疗方案。

构音训练

构音障碍是神经性言语障碍的临床表现中较为突出的一个，也是影响患者言语表达的重要原因。如何进行构音训练呢？

"构音 ICF–PCT 疗法"在临床中是针对神

经性言语障碍的较为有效的方法，无论是儿童还是成人都可以使用。

构音 ICF－PCT 疗法是指结合多种现代化技术，以最小音位对为训练介质开展递进式音位对比训练，提高患者构音的准确性，为向连续语音过渡打下基础。

最小音位对是指发音特征中将仅有一个维度差异的音位进行对比。

声母最小音位对是指两个声母仅存在发音部位或发音方法中的一个维度的差异。

如下图：音位/b/和/p/、音位/b/和/d/就是声母最小音位对。

发音方式 \ 发音部位		唇音		舌尖音			舌面音	舌根音
		双唇音	唇齿音	舌尖前音	舌尖中音	舌尖后音		
鼻音	清音							
	浊音	m			n			(ng)
塞音	清音	不送气	b			d			g
		送气	p			t			k
	浊音							
塞擦音	清音	不送气			z		zh	j	
		送气			c		ch	q	
	浊音							
擦音	清音		f	s		sh	x	h
	浊音					r		
边音	清音							
	浊音				l			

声母发音方式及发音部位

音位对比训练是将容易混淆的一对声母提取出来进行的强化训练，用来进一步巩固新习得的声母音位。例如，临床中，患者经常将/b/和/p/混淆，把"泡泡"说成"抱抱"。对于易混淆的最小音位对，进行区分练习，掌握二者的不同点，可以帮助患者进一步巩固和强化新习得的声音，提高患者构音准确度。下图为 23 对最小音位对训练思维导图。

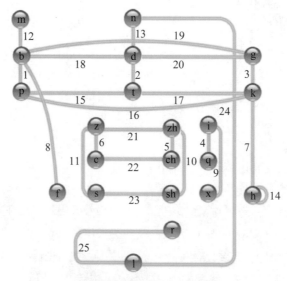

23 对最小音位对训练思维导图

对双方的关照

说话不清楚，可懂度降低是影响神经性言语障碍患者社交的主要因素。很多患者因此拒绝社交，出现孤独、抑郁等社会心理障碍。为使患者更好实现与朋友、家人的交流，融入社会，可采用以下几个"妙招"。

在说句子之前先说单个词，这有助于听者知晓你要说的主题从而理解你的意思。例如：在说"你晚上想吃什么的时候"，先说单词"晚餐"。

要和听者确认他是否理解了你要表达的意思，慢且大声地说话，让听者有时间思考你在说什么。

当你说累了的时候就不要说太多了，当你确实觉得沟通很困难的时候，可以尝试用画、写、指一指等方法。

与神经性言语障碍患者交流时，选择光线明亮、安静的环境。

当患者在说话时，要注视着对方，这有助于您理解他所说的。

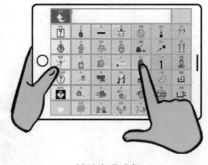

辅助沟通设备

手势语言

当您听不懂患者所说的时候，一定要告知患者，不要假装听懂了；可重复一部分您所理解的谈话内容；如果你仍然听不懂患者所说的，可让他指一指或者写下他所说的话。

陈庆庆、黄昭鸣、王勇丽（华东师范大学教育学部康复科学系）

脑卒中患者用好"第三条腿"

脑卒中在我国成年人致残原因中位于首位，其中步行障碍是最常见的卒中后运动功能障碍。

卒中后导致身体一侧瘫痪即偏瘫，使腿的支撑力量减弱，需要借助工具辅助支撑，扩大脚底支撑面积，以维持身体平衡，达到安全行走的目的，延长了生活半径。对于胳膊力气还不错，可以走两步但走不稳、走不长的患者来说，手杖无疑是个好选择！它质轻、便携，拐棍儿上的手柄让重量通过手腕和前臂传递下去，小小的"身躯"竟然可以承受体重的 20％～25％，充当走路时的"第三条腿"！

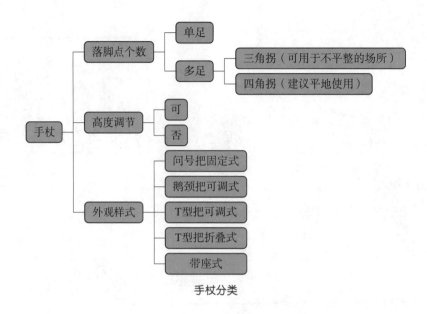

手杖分类

手杖的选配原则

在市面上，有许多材质和造型各异的手杖，也有很多智能手杖产品，对于偏瘫患者，我们更建议选购金属材质、高度可调节、手把易抓握支撑的手杖，强调安全性和功能实用性，其次再考虑美观性。

1. 高度：试着转动腿，在大腿根外侧可以摸到一个点在顶你的手，这个点到地面的距离就是手杖的适宜高度。过高，会增加上肢负担，不易抓握；过低，则使肘关节完全伸直，加重腰部负荷。

2. 位置：在小脚趾外侧向前、向外画一个长的正方形，对角线处为手杖放置的合适位置。

3. 角度：当握住手杖把柄时，肘关节弯曲30°左右，手腕下压（即背伸）25°左右较为舒适。

手杖的使用方法

1. 健侧挂拐：用好手挂拐，因为跟偏瘫侧相比力量足够，而且人走路不是同手同脚的，是迈左腿时甩右手，迈右腿时甩左手，患腿向前迈时好手挂拐撑着，顺应了这一自然摆动，同时将手杖作为手臂的延伸，让好手承担身体重量，有效减轻患腿的支撑负担。所以在挂拐步行时，将身体重心转移到健腿，用手臂支撑身体。

2. 步行方法：有两种方法可以选择。

（1）三点步：绝大部分偏瘫患者采用此法。步行顺序为伸出手杖，然后迈出患脚，再迈出好脚，依次进行。

（2）两点步：这种方法步行速度快于三点步，适合于功能较好者。顺序是同时伸出手杖和患脚，再迈出好脚，依次进行。

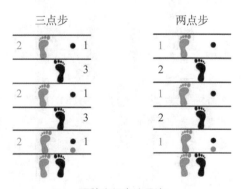

两种步行方法示意

温馨小·贴士

1. 首次使用手杖前,请咨询专业人员并遵从指导。

2. 穿着舒适:衣裤宽松,尤其是鞋子要合脚、耐穿且防滑,适合走路。

3. 安全检查:检查手把有否松脱;检查防滑脚垫是否坚固平稳,如若磨损应及时更换;检查螺丝是否拧紧;检查高度是否适中,调节臂是否卡死;检查路面是否平整、干燥、无障碍物。

4. 身体站稳,目视前方,迈步前将手杖稳稳地放在正确的位置。

5. 调整重心,选择适合自己的方法前进,步伐不宜过大。

李颉,赵亦超(上海市养志康复医院)

睡眠不好可诱发阿尔茨海默病

阿尔茨海默病(AD)是65岁及以上人群的第五大死因,也是导致残疾和健康状况不佳的主要原因。虽然这种疾病至今还"无药可治",但我们可以努力预防。

阿尔茨海默病的典型症状为记忆障碍、失语、失用、失认、视空间技能损害、执行功能障碍以及人格和行为改变等。

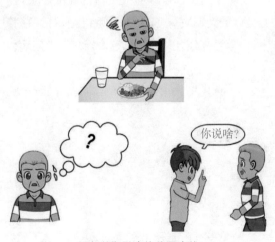

阿尔茨海默病的典型症状

阿尔茨海默病的典型特征是大脑中过多积累的 β-淀粉样蛋白(Aβ)形成的老年斑和 Tau 蛋白过度磷酸化形成的神经纤维缠结,最终导致神经细胞坏死、凋亡,引起脑萎缩,损害认知功能,甚至夺走生命。

睡眠质量的影响

尽管衰老是阿尔茨海默病最大的独立风险因素之一,但现在越来越多的年轻人被诊断患有早发性阿尔茨海默病。睡眠质量与 AD 可能存在非常大的关联,近几年研究发现 60% 的 AD 患者至少患有一种严重的睡眠障碍,如失眠或睡眠呼吸暂停。难道阿尔茨海默病实际上是一种睡眠障碍?

睡眠在处理和储存记忆方面起着至关重要的作用。当我们醒着的时候,大脑会把新形成的记忆暂时储存起来;而当我们睡着的时候,大脑会通过大量的数据返回,把重要的记忆转移到长期记忆存储器中。但当睡眠不足时,大脑就像一个筛子,重要的信息和记忆会从裂缝中溜走,永远消失了。任何年龄的人都是如此,尤其是老年人。因此,表面上看起来与年龄有关的痴呆症实际上可能是睡眠剥夺性痴呆症。

研究发现,当人体进入深度睡眠时,大脑中的血流量会减少、血流速会减慢、脑脊液会增多,脑脊液的流动有助于带走大脑中的代谢废物,包括 β-淀粉样蛋白。血流量减少,脑脊液带走代谢废物的空间就越大。脑脊液进入大脑的前几秒,会出现一阵只在深度睡眠时才有的脑电慢波,而深度睡眠时慢波减少与 β-淀粉样蛋白的增多显著相关。而患者的这些电生理慢波较少,就限制了大脑清除相关毒素的能力。

一项新研究显示,睡眠调节可能也涉及一种重要的调节机制,这种机制被认为可以保护脑细胞免受 AD 和帕金森病等神经退行性疾病的侵袭。

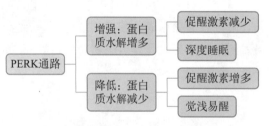

蛋白水解通路(PERK)和促醒激素调节机制

如果睡眠不足在阿尔茨海默病的发生发展中起到了因果作用,那么治疗睡眠不足可能是防治 AD 的一种新方法。但对于现代人来说,忙碌的生活工作使得人们的睡眠时间不足、睡眠质量下降,这会使反应时间延长、头痛、记忆受损和内分泌失调等,大脑处理信息、巩固记忆和清理毒素都会受到影响。

每晚睡足睡好

每天晚上有 7～8 小时的良好睡眠对于大脑的健康和功能至关重要。人们都知道睡眠的重要性,但往往难以施行,所以在此给大家分享几个小妙招。

1. 睡前营造温馨的睡眠氛围,即关掉灯源,或者用遮光眼罩。

2. 睡前放下手机,手机的蓝光会干扰褪黑素的分泌,影响入睡。

3. 午后减少咖啡因的摄入,包括咖啡、茶、能量饮料等。

4. 尽量拥有固定的就寝时间和起床时间。

5. 营造舒适的睡眠条件,用舒适的床垫、枕头等。

6. 每天有适度的体育锻炼,如散步等。

经常有白天过度嗜睡、失眠、难以入睡和保持睡眠困难、夜间频繁的起夜和早晨的过早醒来等睡眠问题的人,建议及时就医,调节睡眠。因此,希望大家都可以养成规律的睡眠习惯,拥有良好的睡眠质量,充足的睡眠时间,每天精神十足,学习高效,工作顺利,远离阿尔茨海默病。

杨媛媛、任瑜、陈睿颐(上海健康医学院)

为爱守护记忆

你也许看过一则关于阿尔茨海默病的公益广告。

一位患有阿尔茨海默病(AD)的老人,不认识自己的儿子了。吃饭时,老人突然用手捏起两个饺子放在自己的口袋里："这是给我儿子留的，我儿子爱吃"。

他忘记了很多，但是他却还记得儿子最爱吃的饺子……让我们了解阿尔茨海默病，一起为爱守护记忆。

阿尔茨海默病的症状

本病是一种以老年斑和神经元纤维缠结为主要特征的、不可逆的慢性神经退行性变性疾病，其临床主要表现为记忆力减退、认知功能障碍、时空定向障碍、行为异常和社交障碍等，其发病原因与遗传和神经生理因素有关，通常病情呈进行性加重，并使患者逐渐丧失独立生活能力，严重影响患者的生存状况和生活质量。

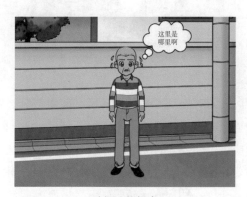

认知功能损害

1. **典型症状**：阿尔茨海默病通常隐匿起病，持续进行性发展，主要表现为认知功能减退和非认知性神经精神症状。医学上将其分为痴呆前阶段和痴呆阶段，主要区别在于患者的生活能力是否已经下降。

2. **痴呆前阶段**：记忆力轻度受损等，不影响基本日常生活能力，达不到痴呆的程度。

3. **痴呆阶段**：这一阶段是传统意义上的阿尔茨海默病，此阶段患者认知功能损害导致了日常生活能力下降，按认知损害的程度可以分为轻、中、重三期。

4. **轻度痴呆**：首先出现的是近事记忆减退，常将日常所做的事和常用的一些物品遗忘；随着病情的发展，可出现远期记忆减退，即对发生已久的事情和人物的遗忘；部分患者出现视空间障碍；不断重复自己的话。

5. **中度痴呆**：记忆障碍继续加重；原已掌握的知识和技巧出现明显的衰退；患者常有较明显的行为和精神异常；还有可能表现出攻击、激动或睡眠模式紊乱；还会产生错觉，例如毫无理由地相信有人在偷他们的东西

6. **重度痴呆**：上述各项症状逐渐加重；需要全天 24 小时照顾；常可并发全身系统疾病的症状，如肺部感染、压疮等，最终因并发症而死亡。

家庭照顾要注意

1. **掌握沟通交流的方法**：家属耐心地与患者多沟通，可通过非言语行为与其进行交流，如微笑、握手、拥抱或轻拍，使患者得到心理支持等。

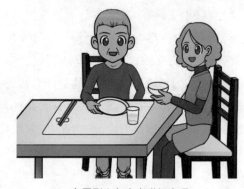

家属耐心与患者进行沟通

2. **家居安全照护**：防止误吸、误服、跌倒、走失、激越行为等。

3. **心理护理**：患者往往会出现焦虑、烦躁、淡漠、压抑等一系列情感变化，照护人员要了解、分析和矫正患者的心理障碍，克服负性情绪。要以同情、理解的态度去和患者沟通，尊重

他们，同患者建立良好的信任关系，保证每日至少30分钟的交流。

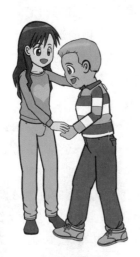

家居安全照护

4. 饮食护理：对病情较轻、生活能自理的患者，要选择营养丰富、易于消化、清淡宜口的食物。防止食物过冷过热，销毁发霉变质食物，帮助去除鱼刺肉骨等。对重症患者应协助进食，必要时给予喂食，不可催促，以防噎食及呛咳，要防止暴饮暴食、抢食，注意饮食卫生等。

5. 家庭康复锻炼：在患者身上携带注有姓名、年龄、疾病、家庭联系电话等内容的卡片。平时注意多做朗读、练习记忆、复述等，鼓励老人多做一些体力活动，帮助制定健身计划，鼓励轻柔锻炼，陪同老人一起锻炼。鼓励老人进行精神活动，可以刺激神经及大脑功能，例如制作手工艺术品、阅读大字报等。

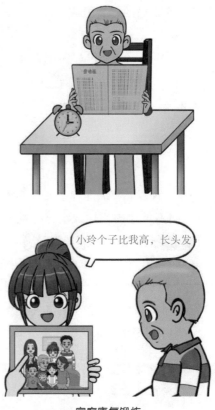

小玲个子比我高，长头发

家庭康复锻炼

6. 药物的储存和服用：所有药物都应该放在可能会误用这些药物的人够不到的地方。药物应该避潮、避光、避热储存，进行标记，已过期的要丢掉。给老人做药物记录，记下所服用的所有药物，服用记录应妥善保存，需要时向参与老人保健的所有医生护士出示。

杨莉、景蓉（延安大学附属医院康复医学科）

了解轻度认知障碍

轻度认知障碍（MCI）是指有轻度记忆力损害、注意和学习困难，客观认知功能测验可发现异常，但达不到痴呆、器质性遗忘综合征的诊断标准的一种认知损伤状态，被认为是痴呆性、神经病变性疾病的前驱阶段。

相关研究显示，我国60岁以上老年人中约

20%的人患有 MCI,其中约 44%的 MCI 患者在 3 年后转化为阿尔茨海默病,转化率比普通人群高 10 倍,是发生阿尔茨海默病的主要因素。

1. 遗忘型:记忆力减退是最常见的临床表现,尤其是近期记忆减退明显,而远期记忆相对保存。

2. 非遗忘型:主要表现为其他认知域损害,记忆相对保留。执行功能的问题比较明显,另外也会出现性情改变、易怒或神情淡漠。

哪些人容易发生轻度认知障碍

1. 年龄:这是影响认知功能障碍发病率的最主要因素。

2. 不良的生活方式:如长期吸烟、饮酒、不健康饮食、缺乏锻炼等。

3. 各种血管性危险因素:如动脉粥样硬化、脑卒中、冠心病、房颤等。

4. 其他:如教育水平低下、头部创伤、精神疾病等。

怎样才能诊断轻度认知障碍

1. 患者或知情者报告,或有经验的临床医师发现认知的损害。

2. 认知测验提示存在一个或多个认知功能域损害。

3. 复杂的工具性日常能力可以有轻微损害,但保持独立的日常生活能力。

4. 尚未达到痴呆的诊断。

什么是认知小·测验（画钟试验）

认知小测验是老年性痴呆的早期筛查工具。

方法:要求患者画一个钟表,并表示出 11 点 10 分的时间。

记分:①画一封闭的圆 1 分;②数字位置正确 1 分;③12 个数字无遗漏 1 分;④分针和时针位置正确 1 分。4 分为认知功能正常,3～0 分为轻、中和重度的认知功能障碍。

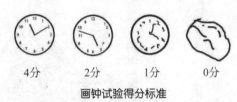

画钟试验得分标准

该如何帮助轻度认知障碍患者

轻度认知障碍的防治无统一方案。防治原则是:识别及控制危险因素进行一级预防;根据病因进行针对性治疗或对症治疗,进行二级预防;在不能根治的情况下,尽量延缓病情,进行三级预防。

1. 药物治疗:改善认知障碍的药物包括促智药、麦角生物碱类制剂、钙离子拮抗剂、银杏叶提取物、胆碱酯酶抑制剂等。

2. 非药物治疗

(1) 活跃大脑:记忆力和智力的锻炼可缓解记忆的衰退和智力的下降。如棋类游戏、扑克、麻将、读书、看报等。

(2) 运动起来:运动锻炼可以改善大脑的血液循环和供氧,从而使脑部组织得到更多营养物质以维护大脑功能。推荐有氧运动,如慢跑、跳绳、健美操、游泳等。

(3) 健康饮食:蔬菜、水果、瘦肉鸡蛋、主食均衡搭配,可促进治疗效果、改善患者的预后。

(4) 良好的生活方式:戒烟限酒,保持良好的心理状态,常听舒缓的音乐放松心情。

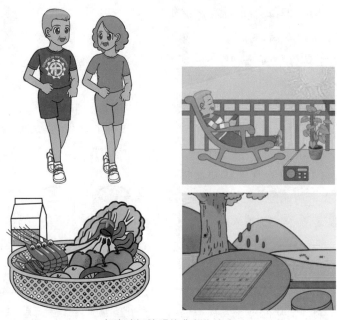

轻度认知障碍的非药物治疗

陆泽丰、胡寅虎、张亚娟、金娟、施婷婷、孟婷婷（上海市第二康复医院）

青年时的好习惯有助远离老年痴呆

目前并没有可以治愈老年痴呆（主要指阿尔茨海默病）的方法，只能通过药物或其他方式缓解其症状，所以针对老年痴呆，预防比治疗更重要。

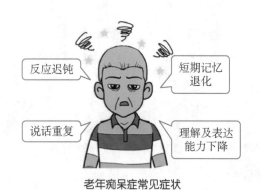

反应迟钝　　短期记忆退化

说话重复　　理解及表达能力下降

老年痴呆症常见症状

然而我们不能因为老年痴呆这个名字有"老年"二字而到老年才对这个病引起重视，就疏忽了对老年痴呆的早期预防。2020年国际阿尔茨海默病协会的研究报导指出，早在20多岁的青少年时期，阿尔茨海默病及认知障碍的危险因素就已经非常明显。研究发现，青春期患有糖尿病、高血压等心脑血管疾病的人群，其晚年时期的认知功能更差，患痴呆的风险更高。早期成人BMI与晚年痴呆风险相关，较高的成年早期（20～49岁）体重指数（BMI）与较高的晚年痴呆风险有关；早期教育质量也影响痴呆症风险。所以在年轻的时候就针对这些生活方式和危险因素进行改变，就能对老年认知障碍起到预防作用，减轻老年时痴呆的风险。

越早养成这些习惯，老年痴呆离你越远。

1. **积极控制心脑血管疾病**：高血压、冠心病是老年痴呆症的主要危险因素，因此应积极控制高血压，选择疗效好、副作用少的长效降压药物，同时积极治疗冠心病、心功能不全、脑供血不足，以防老年痴呆症的发生。

2. 保持健康的体重：在成年早期（20～49岁）保持正常的体型，积极运动，合理饮食，把BMI控制在正常范围内。还要警惕内脏脂肪，避免腹型肥胖，男性腰臀比应不大于0.9，女性不大于0.8。

3. 提高文化素养，普及健康知识：文化程度低是老年痴呆症的易患因素，积极提高自身文化素质，搞好健康教育对预防老年痴呆症至关重要。

4. 提高身体素质：结合自身身体状况，选择行走、慢跑、太极、游泳等活动，增强身体素质。

5. 保持良好的睡眠：睡眠有助于清理大脑产生的废物和记忆加强，降低老年痴呆的发生风险；而深度睡眠状态下，大脑自身清理最有效。日常生活中，年轻人应保持7～9小时的高质量睡眠，而65岁以上的老年人，每天睡够6小时对身体更有益。

6. 积极用脑，保持良好的心态：长期情绪低落，容易引起认知功能下降，增加晚年患阿尔茨海默病的风险，因此我们要保持良好心态，积极参与社会活动，培养积极、乐观的性格；积极用脑，看书、学习等。

7. 地中海饮食：合理膳食和摄入足量水果蔬菜，能及时清除体内自由基，地中海饮食包括坚果、豆类、西红柿、洋葱和大蒜等，这些食物中所含的抗氧化剂是抗衰老的关键。

8. 减少糖的摄入：少喝含糖饮料、奶茶等饮品。戒烟限酒。

9. 每日沉思冥想：经常冥想有助于大脑修复，保护大脑敏锐性，降低老年痴呆风险，除此之外还能降低高血压水平，减轻压力，改善血糖和胰岛素水平，促进大脑血液流动。

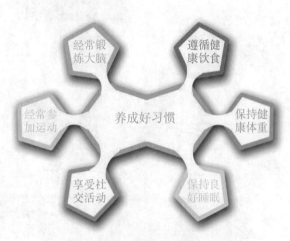

保护大脑的良好习惯

林春蓉、徐丙姗、郭彩莲、张慧、王红（上海健康医学院康复学院、上海健康医学院附属第一康复医院）

遇"帕"不怕，康复有方

帕金森病是仅次于阿尔茨海默病的第二大常见的神经系统退行性疾病。其主要表现可分为两大类：第一大类，运动症状，包括静止性震颤、运动迟缓、肌肉僵硬、姿势步态障碍；第二大类，非运动症状，如认知情绪障碍、睡眠障碍、二便异常、疼痛、疲劳等。

我国是帕金森病大国，拥有全球近一半帕金森病人。世界卫生组织专家预测，我国2030年的帕金森病患者将达到500万。近些年来，帕金森发病年龄年轻化，"青少年型帕金森病"患者比例逐渐提高。此外，帕金森病具有高致残率，其致残率与病程长短有关，病程1～5年者致残率约为25％，5～9年者致残率约为60％，而10～14年者致残率可在80％以上。因此，帕金森病早期诊断与治疗十分重要。

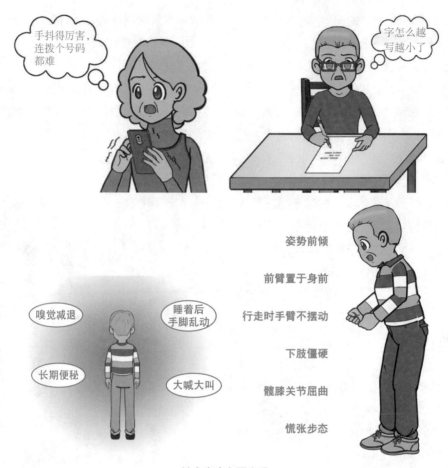

帕金森病主要表现

帕金森病怎么康复

药物、手术、康复是治疗帕金森病的三驾马车。康复治疗通过指导患者正确的锻炼方式，维持良好的平衡功能和关节活动度，从而改善患者多种功能障碍，提高运动机能和耐力水平，延缓疾病进展，提高患者生活质量与家庭幸福感。

医疗康复与家庭康复是帕金森病康复治疗的重要内容，下面给大家介绍下帕金森病家庭康复小知识，希望能帮助帕友们居家康复。

1. 面部肌肉训练

物品准备：镜子。

动作要领：对着镜子或者按指令进行面部活动训练，如皱眉、紧闭双眼、噘嘴、抿嘴、伸舌、鼓腮等表情动作。

作用：促进面部肌群活动，缓解帕金森病患者面部肌肉僵硬等。

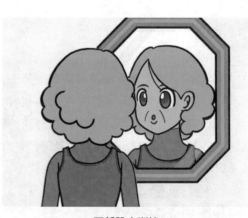

面部肌肉训练

2. 呼吸功能训练

动作要领：全身放松，经鼻缓慢深吸气，呼气时可采用缩唇呼气的方法，将嘴巴缩小，然后将气经嘴缓慢吹出。

作用：反复的深呼吸训练，可以增加胸廓扩展度，提高肺活量；肺活量的增加的同时也有利于提高音量、增加言语长度。

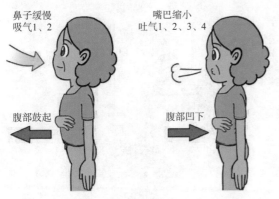

鼻子缓慢吸气1、2 腹部鼓起 | 嘴巴缩小吐气1、2、3、4 腹部凹下

呼吸功能训练

3. 肌力训练

（1）桥式运动

物品准备：瑜伽垫。

动作要领：仰卧，双脚踩在瑜伽垫上，双腿屈曲，将臀部尽可能抬离床面，坚持 15 秒后慢慢放下。

作用：加强臀部及腹部肌肉力量，抑制下肢伸肌痉挛模式，有利于提高骨盆对下肢的控制和协调能力。

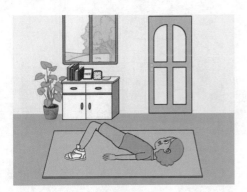

桥式运动

（2）腘绳肌牵伸

物品准备：小椅子（两个）。

动作要领：坐位，将一条腿放在一个小椅子上，另一条腿放在地上。放在小椅子上的那条腿绷紧脚尖，下压膝盖，感觉到膝盖后方的肌肉被牵伸，坚持 20 秒后慢慢放松。此动作亦可在仰卧位完成。

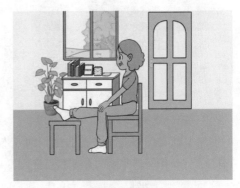

腘绳肌伸直训练

作用：牵张屈膝肌，促进良好的站姿。

4. 手指灵活性训练

物品准备：桌子（或其他平面）。

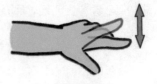

手指灵活性训练

动作要领：可用一只手抓住另一只手的手指向手背方向扳压，防止掌指关节畸形；还可以尽量使手指接触桌面，反复练习手指分开和合并，以及握拳和伸指的动作。

作用：改善手指僵硬感以及不灵活现象，增加手部日常生活活动能力。

5. 步态训练

物品准备：全身镜。

动作要领：行走时抬头挺胸，足跟先着地，可借助镜子进行原地高抬腿踏步和双上肢摆臂训练，来调整走路时姿势。对于部分步行启动困难的患者，使用有节奏感的舞曲或者语音辅助等节奏提示可以缩短患者步行启动时间，改善步行时的异常姿势及稳定性。

作用：矫正躯干前倾姿势，改善慌张步态。

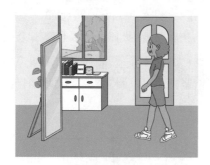

镜子前昂首挺胸

6. 平衡训练

物品准备：平衡垫。

动作要领：双脚分开 25～30 厘米立于地面，后期加大难度可站立于平衡垫上。向左右、前后移动重心，并保持平衡；或躯干和骨盆左右旋转、侧屈，并使上肢随之进行大的摆动；或缓慢踮起脚尖后缓慢放下；或单腿站（训练期间注意防护，预防跌倒）。

作用：平衡性训练用于增强平衡能力与本体感觉，改善协调性，预防跌倒及再次损伤。

注意事项

1. 以上所有锻炼建议于饭后 1 小时进行，不建议饱腹或空腹下进行；

2. 建议每次锻炼时间为 20～30 分钟，可根据自身情况适度增减锻炼时间，如有不适应及时停止；

3. 锻炼过程中应注意防护，避免跌倒、肌肉拉伤等意外发生。

"帕"友们还可以根据自己的运动爱好与能力，进行各种低至中等强度的有氧运动，如慢跑、游泳、太极拳等等，延缓疾病进程，改善预后。

亲爱的"帕"友们，以上的动作你都学会了吗？还等什么？让我们赶快动起来吧！遇"帕"不怕，康复伴你行！

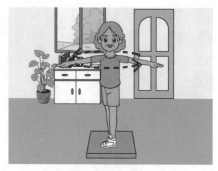

躯干旋转运动

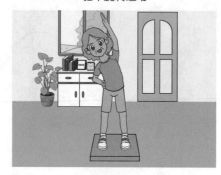

侧屈运动

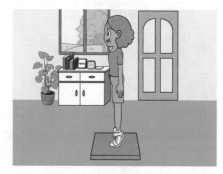

踮脚站

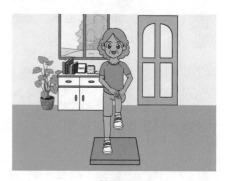

单脚站

王姗姗、杜青（上海交通大学医学院附属新华医院）

帕金森病患者家庭康复操

帕金森病是一种慢性进展的神经系统变性疾病,康复训练是帕金森病的治疗中不可缺少的部分,对延缓病情进展,延长药物治疗的蜜月期,减轻患者的功能障碍具有重要意义,"帕"友们,跟着我们一起动起来吧!

伸展训练

考虑帕金森患者全身肌肉的张力增加,身体会呈现出"猿猴姿势",进行伸展运动能增加关节灵活度,改善肢体整体协调性。

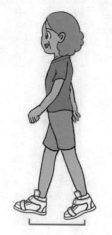

"猿猴姿势"

1. 俯卧位伸展活动

(1)取俯卧位。

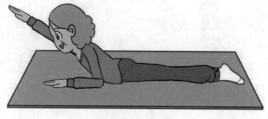

俯卧拉伸展活动

(2)用一边的胳膊肘支撑住身体。

(3)将另一只手向前上方伸出,做出取物的动作。

(4)对侧同样练习。

2. 坐位伸展活动

(1)取坐位。

(2)用一侧手掌接触后脑勺。

(3)另一侧手指尽量触及对侧脚尖。

(4)对侧同样练习。

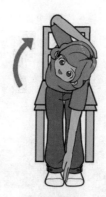

坐位伸展活动

交替运动

帕金森病患者大多数都有交替运动困难的情况,肢体的协调性较差,影响日常生活能力。

1. 双上肢交替运动

(1)取站姿或者坐姿,调匀呼吸,保持上身正直。

(2)两手交替拍打对侧的肩膀部位,重复10次。

(3)双手握拳,交替做身体向左和向右方向旋转动作,重复做10次。

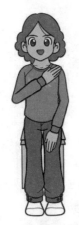

双上肢交替运动

2. 双下肢交替运动

（1）取俯卧位。

（2）将右侧膝关节快速屈伸。

（3）再将左侧膝关节做快速屈伸。

（4）每个动作重复 10 次。

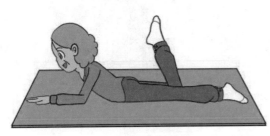

双下肢交替运动

平衡功能训练

帕金森病患者由于平衡功能较差，步行还有前冲步态，因此易摔倒。加强平衡训练，增加患者稳定性，预防摔倒。

1. 坐位平衡训练

（1）坐位，在照护者的引导下，由中立位向前、后、左、右移动重心，再恢复中立位。

（2）如果患者重心转移有困难，可由照护者施加轻推或者轻拉力辅助转移。

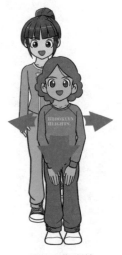

坐位平衡训练

2. 站立位平衡训练

（1）患者取站姿。

（2）照护者与患者相对而立。

（3）照护者用左手拉住患者的右手，右手拉住患者的左手。

（4）患者抬起左腿单腿站立，可在辅助下身体前后轻微晃动，尽量掌握平衡。

（5）患者放下左腿抬起右腿，可在辅助下身体前后轻微晃动，尽量掌握平衡。

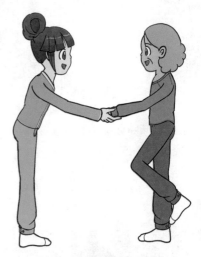

站立位平衡训练

跨越障碍物训练

迈步启动困难是帕金森病患者的主要行动障碍,跨越障碍物式步行训练可缓解步行障碍。

1. 跨越障碍物时交替摆动

(1)患者取站姿。

(2)患者迈步前行,尽量将肩膀和胳膊前后甩开。

(3)脚步尽量抬高。

(4)注意保持平衡。

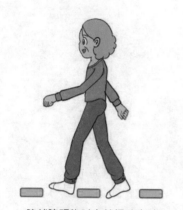

跨越障碍物时交替摆动肩臂

缓解下肢疲劳及水肿

帕金森病患者由于关节僵硬,行动迟缓,易出现下肢肿胀,在进行站立、行走训练后,需要放松下肢肌肉,抬高下肢,达到消除肿胀及疲劳效果。

(1)仰卧在床上。

(2)抬高小腿,请家人帮忙在小腿下面放上合适高度的被子等柔软物体。

(3)将腿放置于舒适的位置。

(4)全身放松,深呼吸 5 次。

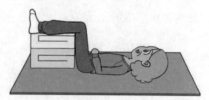

下肢肌肉放松训练

以上训练,请在专业治疗师指导下,由家属辅助完成,需要长期坚持锻炼,方能见一定疗效。

请缓慢增加难度,如果遇到困难,请咨询专业人员,调整治疗方案,预防运动损伤以及跌倒。

温馨小贴士

穿衣技巧:选择宽松的衣物,最好为开胸的衣服;避免细小纽扣,改用拉链或魔术贴;鼓励自己多动手,必要时给予适当帮助。

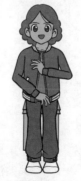

帕金森患者穿衣技巧

刘静、周桂娟、欧阳滢、周君(南华大学附属第一医院康复医学科)

失眠了，怎么办

我们的一生大约有 1/3 的时间会在睡梦中度过，而几乎所有的人都有过晚上睡不着的经历，据统计我国成年人失眠发生率高达 38.2％，也就是说 3 亿多的中国人存在着睡眠障碍。对于你来说，睡觉是放松，是享受，还是耽误时间的负担呢？你会不会在夜深人静的晚上，脑子里不受控制地去上演一部部从爱情到哲学、从升职加薪到生活琐事的电影？

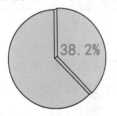

根据中国睡眠研究会调查，我国人群患有不同程度的睡眠障碍

成人睡眠障碍患病率

失眠到底是什么

当你有安静的睡眠环境和充足的睡眠时间，但仍睡不好，并且你的睡眠问题会影响到你的生活和学习，就可以称为"失眠"啦！

主要症状：入睡困难（时间长度≥30 min）；睡眠维持障碍（时间长度≥30 min 或醒来次数 2 次以上）；早醒（提前 30 min 以上）；睡眠质量差。伴随日间功能障碍，影响工作、生活、学习等。而上述的"失眠"症状一周至少发生 3 次，持续时间在 3 个月内的称为急性失眠，持续时间在 3 个月以上，则为慢性失眠。

失眠的改善方法

当你睡不好的时候，可以先试试下面这些方法：

1. 改掉以下不良的睡眠习惯

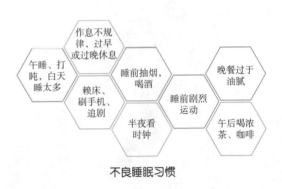

不良睡眠习惯

2. 调整作息

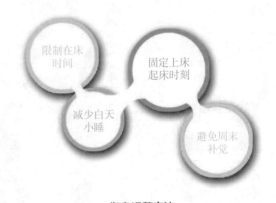

作息调整方法

3. 刺激控制治疗

床是用来睡觉的，不要在床上做与睡眠无关的活动，如吃东西、玩手机、思考复杂问题等。如果躺下 30 分钟还睡不着，应起床离开卧室，做一些简单活动，等有睡意时再返回卧室睡觉。不要强迫自己入睡，困了上床，不困就起床。

4. 改善睡眠环境

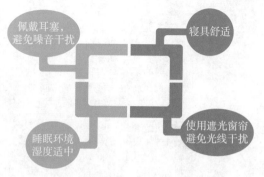

改善睡眠环境的方法

尝试了上面的方法 2 周，还是失眠，那就去找专业的睡眠科医生看看吧！失眠并不可怕，不听之任之，不讳疾忌医，学会正确的应对方法，失眠自然就会快走开，祝大家美梦！

姚冬、林惠雅（厦门市第五医院）

睡眠时间如何安排

睡眠与健康的关系十分密切，但随着现代社会生活节奏的加快，压力的增加等因素，许多人都存在睡眠障碍，睡眠质量严重下降。在对睡眠质量的评价中，"睡眠时间"是非常重要的因素。那么，如何来理解睡眠时间呢？睡眠时间与健康又是怎样的直接联系呢？

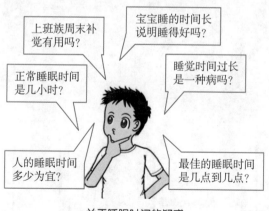

关于睡眠时间的疑惑

合理的睡眠时间

睡眠时间是指一天 24 小时内每段睡眠时间的累计值，一般生活中所指的睡眠时间是指一天内总的睡眠时间，即所有处于睡眠状态的时间总和。在此期间体力得到恢复，大脑皮质处于休息状态。睡眠时间可分为间断睡眠和连续睡眠。

目前，我国超六成儿童睡眠不足 8 小时；上班族平均睡眠时长仅为 7.5 小时，有 25％的人群睡眠时间不足 6 小时。一般认为，长期睡眠不足会严重影响健康，而一定程度上忽略了"睡得过多"对健康造成的不良影响。事实上，睡不足或睡得多均有风险。

《健康中国行动（2019—2030 年）》中也指出，长期的睡眠不足会加大患心脑血管疾病、抑郁症、糖尿病和肥胖的风险，损害认知功能、记忆力和免疫系统，甚至还会增加死亡的风险。尤其近年来，精神类疾病发病率持续增高，而长期睡眠不足是其"帮凶"之一。长期睡眠不足可能引起抑郁症、焦虑症等疾病，引发精神障碍，精神障碍又会让人睡不着、睡不好，从而形成恶性循环。有研究还发现，长期睡眠不足将使人的寿命缩短 10％。儿童在生长发育的阶段长期睡眠不足，会诱发骨骼、肌肉、智力发育等迟缓及各种情绪不良等心理问题；如睡眠不足的儿童易患糖尿病、记忆力差、不容易长高等。对夜晚睡眠时间不足的中老年人，建议午睡半小时左右，以补充夜间睡眠的不足。

睡不足有健康隐患，睡得过多也会影响健康。然而很多人尚未意识到这个问题。在医学上有一种以睡眠过多为主要特征的病症，即嗜睡症。此类患者会不分场合地表现出经常困乏思睡，出现不同程度、不可抗拒的入睡，白天睡眠过多或睡眠后达到完全觉醒状态的过渡时间延长等。而过多的睡眠不仅会降低工作、生活质量，也会影响人的认知等方面的功能，如记忆减退、思维能力下降、学习新事物能力下降，甚至也可能表现为其他躯体疾病的出现。

睡眠时长推荐

到底睡眠时间如何来相对科学把握呢？资料显示，成年人的最佳睡眠时间为 8 小时，即 22 点至早上 6 点最佳。但不同年龄的人群由于生理特点存在差异，因此睡眠时间有所差异。研究表明，我国目前有 67％的中小学生睡眠时间不达标，而小学生每天睡眠时间应达到 10 小时，初中生应达到 9 小时，高中生应达到 8 小时。

近来有专家提出：过去的确提倡 8 小时睡眠论，最新的研究发现：睡眠是否达到了 8 小时这不重要，睡够 4～5 个睡眠周期才是保证睡眠质量的关键因素。国际睡眠医学学会将一个人的睡眠分为两个睡眠期，即非快速眼动睡眠期（NREM）和快速眼动睡眠期（REM）。而这两个睡眠期又可分为五个阶段，它们分别为入睡期、浅睡期、熟睡期、深睡期和快速眼动期。前四个阶段在第一个睡眠期进行，第五阶段存在于第二个睡眠期。这两个睡眠期循环出现，交替一次则是一个完整的周期，持续时间 90～100 分钟，而这即是我们生活中常说的一个"睡眠周期"。

睡眠时长推荐

人群	睡 眠 时 间
新生儿	新生儿尚未形成较为恒定的生物钟，难以区分白天和晚上。每天推荐睡眠时长为：1 周大的新生儿每天睡眠 16～17 个小时；1～4 个月，每天睡眠 14～16 个小时。新生儿每天睡眠时间切勿低于 11 小时，否则影响正常发育
婴儿	婴儿整段睡眠时间比新生儿长。一般 4～12 个月大的婴儿，每天睡眠 12～16 个小时。此时家长应帮孩子保持有规律的小睡，每天睡眠时间不少于 10 个小时，否则会影响正常发育
幼儿和学龄前儿童	这个阶段，孩子更活跃，睡眠对其成长也更重要。1～2 岁的幼儿，每天推荐睡眠时间为 12～14 个小时；3～5 岁，每天推荐睡眠时间为 11～13 个小时
小学生	孩子上小学后，只有睡眠充足，才能保证一天的活动和学习效率。建议 6～12 岁孩子，每天保证 9～12 个小时的睡眠，不要少于 8 个小时，否则会严重影响学习效率
中学生	这个阶段的孩子仍然处于成长发育期，学习压力逐渐增大，睡眠时间相对减少。美国睡眠医学会专家建议，13～18 岁孩子每天睡眠时长应为 8～10 个小时，少于 7 个小时，会精神不集中、运动量减少，严重影响学习效率
18～60 岁	7～8 小时
60～70 岁老年人	7～8 小时
71 岁以上老年人	5.5～7 小时

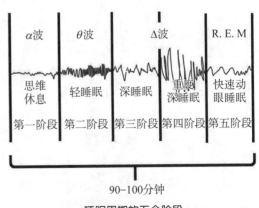

睡眠周期的五个阶段

一般来说，一个完整的睡眠周期持续的时间为90～100分钟，因每个人的体质不同，睡眠周期也会显示出个体差异。但无论怎样，4～5个完整周期，也就是6～10小时，是睡眠质量的保证。

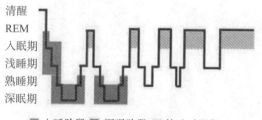

完整睡眠周期

睡眠是一个主动而复杂的生理过程，睡眠与清醒的产生、维持、中断，是人自身内在因素与外界环境、社会因素相互影响、相互作用的结果。总之，人体需要规律的、足够的睡眠，这件事值得每个人认真对待，但怎么睡需要找到适合自己的方式。

张钧（上海师范大学）

用意念控制动作的脑机接口新技术

通过意念控制物品或机械臂是科幻片中经常出现的场景，其实随着科技的发展，人们已经通过一项新技术实现了这一梦想，很多脑梗死患者成为这项新技术的受益者。

现在，有一种通过训练大脑控制来提高手功能的方法——脑机接口技术，可以更快速地改善脑卒中后手功能。手功能之所以恢复不好归根结底还是在大脑受损，脑梗死就像路上的车祸，造成了路面交通堵塞，常规的康复方法只是通过外周去促进恢复，训练质量和效果难以保障。而脑机接口技术却是直接训练患者重新"搭建道路"、促进"交通恢复"的能力，更像是从源头解决问题。

开始训练前，通过详细的功能评估、磁共振、脑电检查后，康复团队为患者制定个性化治疗方案。治疗时，治疗师为患者戴上脑电帽和一个外骨骼机械手。真的就像电影里的场景那样，患者随着眼前电脑屏幕中的视频想象自己做出相应的动作，这时脑电系统通过分析患者此时的脑电活动，判断大脑的激活情况。尝试几次后，患者就能够熟练地通过运动想象带动机械手做出握拳等动作。

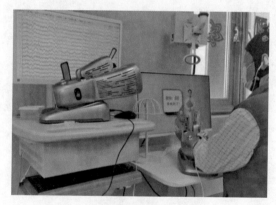

患者在做脑机接口训练

经过一段时间的训练，患者的手能够做出的动作越来越多，动作幅度也越来越大，也越来越灵活。一个疗程结束后，可以从开始没有任何功能性动作，到后来已经可以用勺子吃饭，独立穿衣服，自己拧毛巾了。而且这些每天在做脑机接口训练时脑海里反复练习的动作，让患者发现自己能够更容易地联想应用在实际生活中，慢慢地日常生活竟逐渐能自理了！

了解脑卒中的人都知道，功能康复难、手部

的康复更是难上加难,由于手部在大脑中的功能区域更大,意味着其恢复时需要搭建更多的神经通路。所以,手功能康复一直是脑卒中康复中的难点。而脑机接口技术却正是促进损伤大脑进行更好功能重塑的新手段,是造福患者的新方法。

潘钰、马迪(北京清华长庚医院)

第十章

腿肿，小心下肢静脉血栓

躺在病床利休养，体渐消瘦小腿胖，
肿胀难忍心发凉，谁来解惑帮帮忙？
罪魁祸首竟是它，麻痹大意见阎王，
静脉血栓是源头，预防治疗保健康。

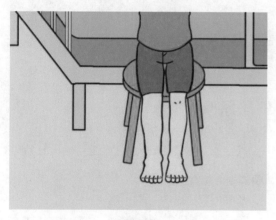

下肢肿胀

下肢深静脉血栓形成（DVT）是指由于各种原因导致血液非正常地在深静脉凝结，阻塞管腔而影响静脉血回流的病症。

形成原因

1. 导致血流瘀滞状态的病因，如久病卧床、外伤或骨折、较大的手术、妊娠、分娩、长途乘车或飞机久坐不动或长时间的静坐及下蹲位等。

2. 导致血液高凝状态的病因，如创伤、手术后、大面积烧伤、妊娠及产后等。可见血小板增高，粘附性增强。此外长期服用避孕药，亦可诱发血栓形成。

3. 导致静脉壁损伤的病因，当静脉壁受到任何因素（常见的有机械性损伤、感染性及化学性损伤等）损伤时，容易形成血栓。

临床表现

典型表现为下肢的肿胀、疼痛、皮温升高、皮肤颜色改变等。常见以下并发症。

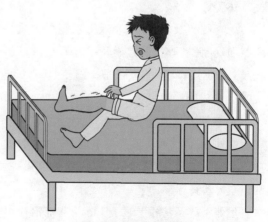

下肢深静脉血栓典型表现

171

1. 肺栓塞：血液流动或溶栓过程中栓子可能会脱落，大栓子可致患者几分钟内死亡。

2. 出血：溶栓治疗中最主要的并发症是出血，特别应警惕胃肠道颅内出血，溶栓过程及溶栓后应密切观察病人有无出血倾向。

3. 血栓形成后综合征：在血栓的机化过程中，静脉瓣膜遭受破坏，甚至消失或者粘附于管壁，导致继发性深静脉瓣膜功能不全，即静脉血栓形成后综合征，主要表现为下肢慢性水肿疼痛肌肉疲劳（静脉性跛行）、静脉曲张色素沉着、皮下组织纤维变化，重者形成局部溃疡。

高危人群的预防

长期卧床或下肢不能正常活动、久坐、长时间不运动，动脉粥样硬化、癌症等疾病，口服避孕药、怀孕或刚刚生产的女性，是高危人群。

1. **基本预防措施**：勤翻身、足踝泵、早下床

活动、下肢康复训练。

2. **物理预防**：弹力袜、气压治疗。

3. **药物预防**：抗凝药物使用。

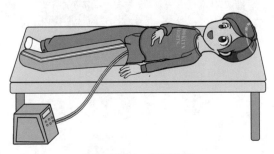

物理预防——气压治疗

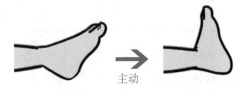

下肢深静脉血栓的预防措施

刘向葵（郑州大学第一附属医院）

类风湿关节炎的居家康复

类风湿关节炎是一种病因未明的自身免疫病，主要表现为慢性、对称性、多滑膜关节炎和关节外病变。

1. 主要累及小关节，表现为双侧对称关节的疼痛、肿胀、压痛，最常累及手、脚，有时可影响颞下颌、肘、肩、膝、踝等关节。

2. 长时间晨僵。

3. 晚期出现关节畸形、关节活动受限。

此外，还会出现一系列关节以外的症状，如皮下类风湿结节、血管炎、心肺和胃肠道损害、阿尔茨海默病等。

虽然它是无法根治的，但是经系统治疗可得到有效控制。主要包括药物和康复治疗。

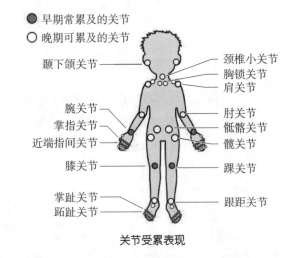

● 早期常累及的关节
○ 晚期可累及的关节

颞下颌关节　颈椎小关节
　　　　　　　胸锁关节
　　　　　　　肩关节
腕关节　　　　肘关节
掌指关节　　　骶髂关节
近端指间关节　髋关节
膝关节　　　　踝关节
掌趾关节　　　跟距关节
跖趾关节

关节受累表现

类风湿关节炎如何进行居家康复

类风湿性关节炎的病程分为急性期、亚急性期、稳定期,不同时期开展针对性的康复训练。

1. 作业治疗

(1)急性期:缓解疼痛、促进炎症消散。

建议选用夹板等保护受累关节、限制其活动。建议仰卧位休息,可以适当进行俯卧位,手部轻握毛巾卷、头下放一个低枕等,防止出现关节畸形。

进行肌肉等长收缩训练,避免出现关节活动。

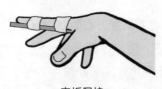

夹板保护

(2)亚急性活动期:防止关节僵硬、肌肉萎缩。

疼痛患者可以采用红外线理疗,同时进行手功能训练,如捏软橡皮泥、做泥塑等。

无疼痛患者可以直接进行手功能训练,如捏硬橡皮泥、抓纸球、练健身球、做泥塑等。

手功能训练

(3)稳定期:提高生活自理能力。

积极参与日常生活活动,如走路、起床、吃饭、如厕、梳洗等。

已出现功能障碍患者,可以使用辅具完成日常活动。如:行走困难患者使用轮椅、拐杖、助行器等代步工具;进食、书写困难患者使用加长柄的勺或加粗的笔等。

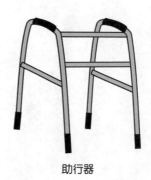

助行器

2. 运动训练

运动过程中要时刻注意监测患者的血压、心率、呼吸、是否出现疼痛等情况,如有异常立刻停止,严重情况下及时到医院就诊。

(1)急性期:以休息为主,减少患处关节活动。

(2)稳定期:以有氧运动为主。

(3)运动强度:自我感觉有点喘,但可以说完整的一段话;每次锻炼 30~50 分钟;每周锻炼 3~5 次。

(4)运动项目:骑自行车、跑步、舞蹈、游泳、瑜伽等;五禽戏、八段锦、太极、健身气功等。

3. 养成良好的生活饮食习惯

禁烟限酒、膳食均衡、心情愉悦;注意清淡

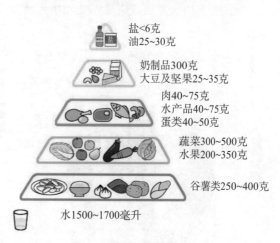

盐<6克
油25~30克

奶制品300克
大豆及坚果25~35克

肉40~75克
水产品40~75克
蛋类40~50克

蔬菜300~500克
水果200~350克

谷薯类250~400克

水1500~1700毫升

膳食平衡宝塔

饮食,建议参照地中海饮食结构;经常和患者聊天,听轻松愉快的音乐,放松心情,减轻心理负担。

希望在我们的共同努力下,类风湿性关节炎患者可以积极参与家庭康复,有效控制病情,提高患者生活质量与家庭幸福感。

宋洁、王红(上海健康医学院)

血透患者不要忽视康复治疗

慢性肾脏病(CKD)严重危害患者健康,影响其生命质量,具有高住院率和高死亡率的特点。随病情进行性进展将发展为终末期肾脏病,患者肾功能完全或接近完全丧失,体内代谢产物不断积累,出现水、电解质和酸碱平衡失调,影响全身各系统,甚至危及生命。

目前,肾脏替代治疗是 CKD 患者唯一有效的治疗方法,血液透析是最常见的肾脏替代治疗方法之一。而对于血透患者而言,康复在整个疾病管理中也十分重要。

下面我们来了解下终末期肾脏病血透患者的康复。

血透患者康复的内涵与目的

血透患者的康复涵盖康复评估和康复治疗两方面。

康复评估包括自我报告和客观功能评价,是康复治疗的基础,旨在确定患者身体状况和功能障碍水平,以指导康复策略的选择和个性化处方的制定与调整。

血透患者康复评估

血透患者康复方案的制定基于完善的功能评估,以运动功能评估为主,还包括疼痛、认知功能、心理和生存质量评估等。每 3～6 个月复评,以明确患者各项功能变化,从而评价疗效和调整康复处方。

1. 血透患者康复评估内容

(1) 运动功能评估;

(2) 疼痛评估;

(3) 认知功能评估;

(4) 心理功能与生命质量的评估。

2. 运动评估前注意事项

务必告知患者和家属相关注意事项及可能出现的风险与禁忌证。

(1) 血压异常[>180/110 毫米汞柱(1 毫米汞柱≈0.133 千帕)或<90/60 毫米汞柱];

(2) 存在心律失常、心脏瓣膜病、重度心包积液、肥厚性心肌病、肺动脉高压(>55 毫米汞柱)、主动脉夹层、高度房室传导阻滞及高度窦房传导阻滞、未控制的不稳定型心绞痛、未控制的心力衰竭等;

(3) 急性未控制疾病,如急性心肌炎或心包炎、急性主动脉狭窄、全身炎症性疾病等;

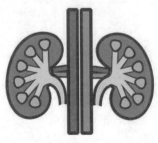

肾脏示意图

（4）深静脉血栓；

（5）严重水肿、骨关节病等。

血透患者康复治疗内容

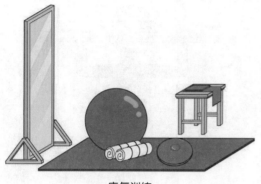

康复训练

康复可增加肌肉容积，防止肌肉萎缩，提高肢体肌力，增强患者心肺耐力，改善虚弱无力状态，降低心血管疾病风险，减轻疼痛和不良心理状态，延缓疾病进展，提高患者生命质量。

血透患者康复治疗须遵循个性化原则，根据患者的功能障碍和损伤程度制定治疗方案。目前认为，物理治疗、作业治疗等康复治疗均可用于改善功能水平和总体健康。

全面、个性化的物理治疗的目的为提升血透患者的肌肉力量、活动能力和平衡能力，减轻下肢疼痛和痉挛。以运动康复为核心，对存在感觉障碍、疼痛等的患者应给予相应治疗，以整体改善患者的生命质量。

1. 运动前注意事项

（1）动静脉内瘘要愈合良好且没有连接透析机，内瘘侧肢体才可以运动；

（2）腹膜透析患者应避免对横膈加压，以免引起不适或置管处漏液；

（3）有低血糖倾向的患者在运动前、中、后监测血糖和备好升糖食品；

（4）有开放性伤口时应避免游泳及负重运动，直到伤口完全愈合。

2. 出现以下情况应停止运动

（1）身体某部位烧灼痛、酸痛或其他不适感；

（2）严重的胸闷、气短，或心率、血压波动较大；

（3）头痛、头晕、乏力；

（4）严重心律失常；

（5）运动相关的肌肉痉挛、关节疼痛等；

（6）血糖>13.88毫摩/升或<5.56毫摩/升。

3. 卧床患者的康复

从进行血透治疗开始，卧床患者的半数生存期远低于非卧床患者。因此，持续卧床患者每天进行30～60分钟的床边康复以维持呼吸、肌肉力量和运动能力极其重要。

（1）呼吸训练：呼吸训练可增强血透患者呼吸肌力量，提高肺功能、活动能力和生命质量。存在严重呼吸功能受损的患者，应进行卧位或半卧位呼吸训练以提高呼吸肌力量和用力呼气流速，呼吸训练从易到难包括腹式呼吸、缩唇腹式呼吸、吸气阻力器呼吸训练，每次约20分钟，共3组，每组10～15次呼吸。

（2）肌力、柔韧性和关节活动度训练：长期卧床患者应循序渐进进行肌力、柔韧性和关节活动度训练，以提高耐力，保持或改善关节活动

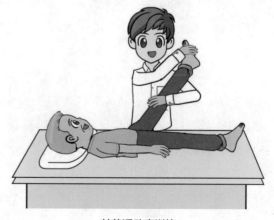

关节活动度训练

度、平衡和协调能力。运动方式应根据患者耐受从被动、助力训练，逐渐过渡到主动、抗阻力量运动，通过逐渐增加动作重复次数或阻力加大运动强度，并使用 RPE 量表进行监测。

4. 非卧床患者的康复：非卧床患者可在社区医疗机构或经指导后在家中根据运动处方，进行规律的有氧运动、抗阻力量训练和柔韧性训练。运动处方遵循 FITT 原则（频度 Frequency、强度 Intensity、时间 Time 和类型 Type），且包含药物应用、剂量及注意事项，规律运动的患者应根据透析或运动后血压的变化等及时调整药物治疗方案。

（1）有氧运动：每周至少 2～3 天进行有氧运动以增强运动耐力，以大肌肉群参与的运动为主，如步行、慢跑、自行车等，单日累计时间从 10～20 分钟逐渐增加为 30～60 分钟。

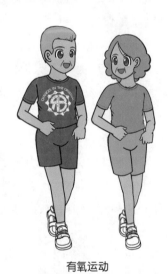

有氧运动

（2）渐进抗阻力量训练：最有效的增强肌肉力量方法，结合有氧运动更为有效。建议隔天进行所有肌群的抗阻力量训练，躯干肌群训练采用仰卧起坐、俯卧撑等抗自身阻力方法，并

使用弹力带、哑铃等器械对四肢肌群进行抗阻力量训练。每日训练量从 2 组起逐渐增加至 3～5 组，每组每个动作 10～15 次，组间休息 2～3 分钟，阻力负荷为 60%～70% 最大重量负荷。

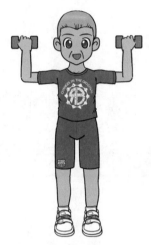

渐进抗阻力量训练

（3）柔韧性训练：每次有氧运动或抗阻力量训练前、后的热身与放松运动，以肩部旋转和四肢肌群牵伸为主。牵伸强度以舒适为宜，保持肌肉轻微紧张姿势 10～30 秒，并逐渐延长至 30～60 秒，每日累计 10～20 分钟。

目前，康复治疗已成为血透患者疾病管理的重要成分之一。基于患者自身情况制定个体化、多学科合作的综合性肾脏康复方案，从物理治疗、作业治疗、心理干预、营养管理、患者教育与管理等维度，最大程度改善患者的临床症状、运动功能、认知水平、促进心理健康，对提升患者临床预后和生命质量十分重要。

杜青、李欣（上海交通大学医学院附属新华医院）

让母乳喂养"不再痛"

长久以来，"产后是否母乳喂养"是产后妈妈十分头疼的问题，虽然妈妈们都知道，天然的母乳不仅可以为宝宝提供足够营养，为宝宝免疫健康夯实基础，还能促进妈妈产后恢复，降低患乳腺癌和卵巢癌风险，可是，每当想要用纯母乳喂养时，奶水不足、乳房疼痛等问题成了层层阻碍。

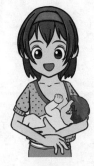

母乳喂养

第一痛——"开奶"之痛

开奶，通常是指新生儿降临人间以后开始的第一次喂奶。第一次哺乳在产房内就可以开始，WHO建议婴儿应该在出生后半个小时内接受母乳喂养。剖宫产的妈妈也应尽量在24小时之内开奶。宝宝出生后，应尽早放于母亲胸前，直接接触彼此的皮肤，宝宝吮吸乳头都有利于催乳素分泌，帮助乳汁顺利流出。

1. 树立信心

妈妈们应尽量放松心情，精神紧张反而会影响乳汁分泌。部分新手妈妈存在"涨奶才是有乳汁"的认识误区。事实上，从怀孕7个月开始，乳汁就已开始存储于乳房中，我们只需要观察宝宝的表现，按其需求喂哺即可。调整哺乳

体位与姿势，妈妈与宝宝肌肤多接触，宝宝含住乳头和乳晕，多吮吸，母乳自然会丰富起来。

2. 营养均衡，吃得对而不是吃得好

新手妈妈应当在孕期就保持每日喝牛奶的良好习惯，多吃新鲜蔬菜水果。传统的猪蹄、鸡汤、鲫鱼汤中的高脂肪不仅会堵塞乳腺管，阻碍母乳分泌，过量补充还会引起脂肪堆积。临床研究也表明，妈妈的月子餐中过多地补充液体并不能有效提高母乳的分泌量。

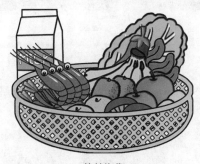

营养均衡

3. 按摩刺激

每次哺乳前，热敷双侧乳房3～5分钟，促进血液及淋巴循环。也可配合乳房按摩：双手置于乳房的上、下方，以环形方向按摩整个乳房或是双手张开置于乳房两侧，由乳房向乳头挤压刺激排乳反射，挤出乳汁，使其变软便于含接。适当的按摩刺激可以帮助妈妈缓解紧张的情绪，使乳头变软，更易于哺乳。

4. 双侧乳房都要喂

如果一次只喂一边，另侧乳房不受刺激，自然泌乳也少。尽量做到双侧乳房都让宝宝吮吸。有些宝宝食量比较小，吃一只乳房的奶就够了，这时不妨先用吸奶器把另外一侧的奶水用吸奶器吸出，存储在冰箱中。宝宝对乳头的

吸吮是母乳分泌的最佳刺激。每次哺乳要让宝宝充分吸空乳房,这也有利于乳汁的再产生。

5. 充分休息,保持好心情

睡眠不足、心情不佳是奶量减少的"头号元凶"。哺乳的妈妈们要注意抓紧时间休息,不要让自己太过于劳累,保持良好的心情。

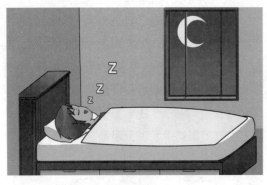

保证睡眠

第二痛——乳头皲裂之痛

顺利开奶只是第一步,长久的吮吸、乳头凹陷或短平以及哺乳姿势不当、含乳方式不当,都可能造成乳头皲裂、疼痛,宝妈哺乳时会害怕被吮吸,宝宝也可能因此不能正常吮吸。解决方法如下:

1. 保持积极心态

不要因此而沮丧或产生懊恼自责的情绪,而应积极寻找原因,是因为哺乳姿势不当,还是

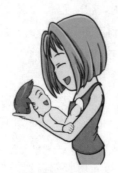

保持积极心态

婴儿本身舌系带过短等原因引起的。研究显示,乳头的内陷或扁平对于母乳喂养率并无显著影响。

新手妈妈喂乳姿势不当很正常,只需在治疗师指导下进行调整便可有效改善。切记不能因此而放弃母乳喂养。

2. 保护乳头

天生乳头短平的妈妈,哺乳前可以对乳头进行柔和的牵拉、捻转刺激,帮助乳头立起,有助于含接。哺乳间歇采用湿性敷料(羊脂膏、蛋黄油),保持伤口湿润,减少疼痛。哺乳后,用乳汁涂抹乳头,促进其恢复。当乳头皲裂严重暂停哺乳时,应用手按压或吸乳器排出乳汁,防止炎症的发生。

第三痛——乳房胀痛及乳腺炎

长期的吮吸不充足、乳汁未排空、哺乳期间不注意卫生等会引起乳房充血肿胀,严重者甚至会导致乳腺炎。常见症状为乳房疼痛,伴或不伴有乳房红肿、肿块。解决方法如下:

1. 指导妈妈掌握正确的母乳喂养方法

如上文中所说的热敷、按摩以及正确的哺乳即含接姿势,均有利于乳汁的全部排出,在哺乳后及时冷敷也有助于缓解肿胀与疼痛。同时也要注意婴儿的按需喂养,有效频繁地哺乳或挤奶而非定时定量,才能在保证营养充足的同时,避免乳房肿胀的发生。

2. 即使发生了乳腺炎,也不要慌张

妈妈们应及时寻求乳腺外科医生的专科治疗,采取排空乳房、休息、镇痛等对症支持措施,必要时用抗生素治疗;严重时需暂停母乳喂养,但仍应排空乳房。

母乳喂养之痛成了大多数妈妈们坚持下去的阻碍,学习以上推荐的方法或措施后,希望妈妈们能更容易坚持下去。

此外,家人的陪伴、丈夫的支持,也是妈妈们坚持母乳喂养的重要条件。成功的母乳喂养绝不是妈妈一个人的责任,研究表明,对父亲进行相关知识教育可有效提高母乳喂养率。因此,爸爸们也需做足功课,加强陪伴。

高玙,朱佳晔(上海交通大学医学院附属新华医院)

孕妈妈的居家锻炼

怀孕期间,适当的居家锻炼对孕妈妈和胎儿都有很多的好处,可缓解孕期身体的不适、强化肌肉、利于胎儿宫内生长发育、促进消化、缩短产程、合理控制体重等。但是,如何科学、安全、有效地进行居家锻炼却成了孕妈妈的难题。在此送上居家锻炼小妙招,帮助改善孕期不适。

注意:14周以内的孕妈妈不建议练习。孕15周以后产检无任何不适即可进行居家锻炼,运动时保持半空腹状态,运动过程中可随时小口补充水分,穿着宽松舒服服装。安全第一,循序渐进,孕妈妈要量力而行。

PART1 孕中期—孕妇操

1. 侧抬腿式

目的:锻炼侧腹肌和大腿肌肉。

第一步:侧卧位,一只手扶头,另一只手放于胸前;

第二步:下侧腿弯曲/伸直,上侧腿慢慢向上抬,保持10秒,然后慢慢放下换另一侧。

2. 深蹲式

目的:锻炼骨盆肌力和韧性,帮助顺产防止撕裂。

第一步:自然站立,两脚分开与肩同宽,脚掌向外;

第二步:后背挺直,双臂往前伸,慢慢下蹲,到自己所能承受的最低点,模仿分娩时双腿打开大腿收紧的状态;

第三步:双手合十放在胸前,配合护膝起来再蹲下,重复10次。

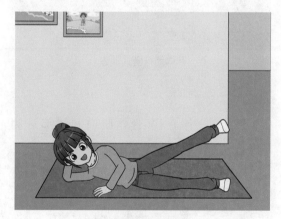
侧抬腿式训练

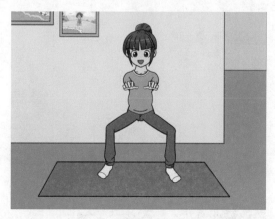
深蹲式训练

3. 打坐式

目的：拉伸脊柱，放松背部和骨盆肌肉。

第一步：盘腿坐立，双手向上伸展，保持背部挺直；

第二步：慢慢向左弯曲，拉伸腰部侧面肌肉，10秒后回正，换到右边。

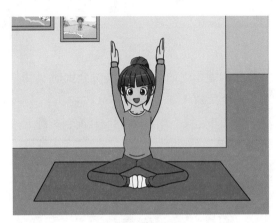

孕中期打坐式训练

4. 下犬式

目的：拉伸脊柱，骨盆肌肉和腿部后侧肌肉。

第一步：手掌贴地，脚掌踩实地面，臀部向上抬起；

第二步：腿部用力挺直，保持背部挺直，如果感到费力，可以略踮脚/弯曲膝盖，坚持15秒。

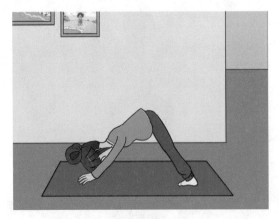

下犬式训练

PART2 孕晚期·孕妇操

1. 打坐式

目的：可以锻炼骨盆肌肉，大腿和臀部肌肉的耐力，有利于顺产。

第一步：盘腿而坐，脚心相对；

第二步：前倾身体，保持背部挺直，感受大腿和臀部肌肉的拉伸，坚持5秒，慢慢恢复坐姿。

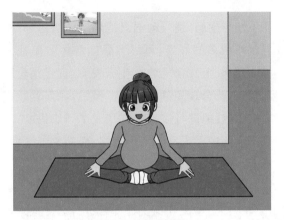

孕晚期打坐式训练

2. 侧抬腿式

目的：锻炼侧腹肌和大腿肌肉。

第一步：侧卧位，一只手托住头部，一只手放在胸前支撑身体；

第二步：外侧腿保持伸直，慢慢向上抬起，保持10秒，然后慢慢回位，做10次，换另一边。

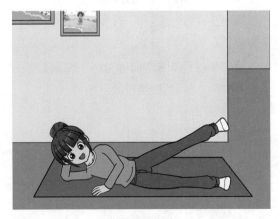

侧抬腿式训练

3. 抱腹式

目的：可以放松全身肌肉。

第一步：双腿盘坐，双手放在肚子上，颈部、肩膀、背部放松；

第二步：深呼吸，全身放松。

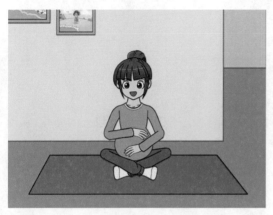

抱腹式训练

4. 投降式

目的：有利于增加骨盆底肌耐力和柔韧性，打开臀部关节，利于顺产分娩。

第一步：自然站立，双腿分开与肩同宽；

第二步：双脚外翻，慢慢屈膝下蹲；

第三步：双手向上举，大臂与肩平齐，手指向上，小臂与大臂成 90°，控制呼吸，坚持 10 秒。

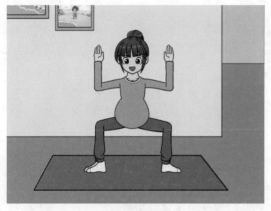

投降式训练

5. 深蹲式

目的：可以调节骨盆肌肉，缓解腰部和骨盆疼痛，增加骨盆底肌的韧性，缓解分娩疼痛。

第一步：自然站立，两脚分开与肩同宽；

第二步：保持后背挺直，双臂前伸，慢慢蹲下，坚持 5 秒，膝盖不能超过脚趾，重复 10 次。

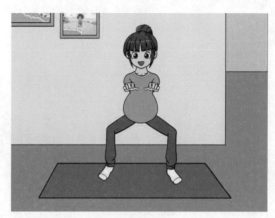

深蹲式训练

6. 跨步式

目的：可以帮助改善跨步屈肌柔韧性，分娩时可加大分开力度，有助分娩。

第一步：自然站立，转身 90°；

第二步：向前跨一大步，身体下蹲，保持背部和腿部伸直，双手放在前腿膝盖，保持平衡，双腿交替为一次，一组 10 次。

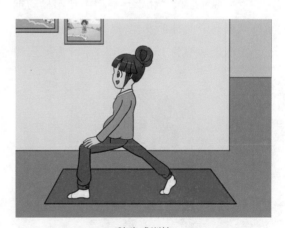

跨步式训练

如无特殊的身体限制，我们鼓励孕妈妈进行一些居家锻炼。如果只是一味地卧床休息，会使四肢因缺少运动而增加静脉血栓的风险，或导致孕妈妈体重过度增加，加重心肺负担及并发症发生的可能性。除此以外，身体各部位的肌肉得不到锻炼，不利于日后的分娩和产后的身体恢复。

我们的身体需要一个适应期，循序渐进，在旁边有人陪同的情况下，孕妈妈可以视自己的身体状况来进行居家锻炼，为健康保驾护航！

杨宇琪、孙婉婷、肖博涵（上海健康医学院）

跟产后抑郁说再见

都说"为母则刚"，给了孩子生命，为了孩子，去面对各种各样的挑战和困难，当好一个母亲，不仅是出于爱，更是一种责任！但是，却少有人注意到其中的苦，大家往往忽略了产后妈妈的感受。那么长久的忽略和压抑会产生什么样的结果呢？

新手妈妈很容易有焦虑或者抑郁状态，但却很少有人关注和正视妈妈的身体、情感和心理上的变化。

什么是产后抑郁

产后抑郁症指女性于产褥期出现明显的抑郁症状或典型的抑郁发作，属产褥期精神综合征。本病发病率为 15％～30％，于产后 6 周内

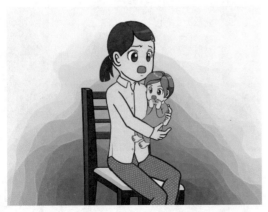

产后抑郁很多见

发生。低落及心情压抑等情绪上的变化，从而造成抑郁症的发生，严重地影响了患者的生活质量。一些病情较重的患者还会出现幻听及幻视，甚至出现自杀的倾向。

发现抑郁

研究发现，临产前胎盘类固醇的释放达到最高值，患者表现情绪愉快；分娩后胎盘类固醇分泌突然减少时患者表现抑郁。根据 1994 年美国精神病学会在《精神疾病的诊断与统计手册》一书中制定的诊断标准，在产后 2 周内出现下列症状的 5 条或 5 条以上，可考虑产后抑郁症。

1. 情绪抑郁；
2. 对全部或大多数活动明显地缺乏兴趣或愉悦感；
3. 体重显著下降或增加；
4. 失眠或睡眠过度；
5. 精神运动性兴奋或阻滞；
6. 疲劳或乏力；
7. 遇事皆感毫无意义或自罪感；
8. 思维减退或注意力涣散；
9. 反复出现死亡的想法。

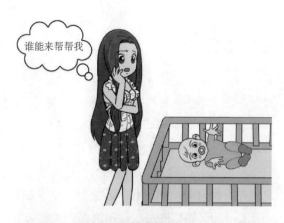

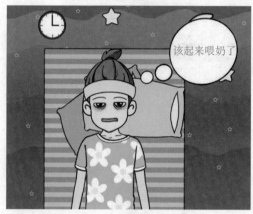

产后抑郁原因很多

分娩前心理准备不足、产后适应不良、睡眠不足、照顾婴儿过于疲劳、家庭关系不和睦、自我的丧失等,均与产后抑郁症的发生密切相关。

关爱自己

如果你觉得自己出现了产后抑郁的一些表现,请学会关爱自己。

1. 温柔对待自己,适当宣泄。允许自己有做不好、做错的地方,因为第一次做母亲,做不到面面俱到。接受和承认自己的脆弱和局限,如果情绪需要寻找出口,可以和朋友、闺蜜宣泄,让自己内心真正强大起来,因为你在认真学习怎么做好一个合格母亲!

2. 倾诉和沟通,得到家人的支持、关爱和理解是良方。家长不要把重点放在孩子上,忽略了妈妈的情感需求;不要在产后妈妈有诉求时,指责其娇气、照顾不好孩子、嫌弃麻烦等。照料孩子不是产后妈妈一个人的责任,更不应该让她独自一个人承受太多。爸爸在妈妈情绪低落时,更要给她一个拥抱,鼓励支持她,给她关爱。

3. 保证相对多的休息时间。白天,当宝宝在睡觉时,你尽量多睡觉、休息,保持睡眠规律;夜间可以让你的爱人帮你分担部分照顾孩子的工作。保证相对多的休息和睡眠,对孕后妈妈身体恢复和情绪稳定也有很大的帮助。

4. 学会放松,做点自己感兴趣的事情。在休息之余,享受自己独处的时间,给自己空间,可以外出与朋友会面、逛街、化妆、运动等,慢慢恢复自己的社交生活,调节情绪,利于产后恢复。

5. 必要时寻求心理治疗。如果你觉得自己没有办法排解,可以向专业心理医生寻求帮助,一定不要觉得这很难堪,因为专业心理医生可以帮助你更好地治疗抑郁,让你产后抑郁 Say Goodbye!

最后,希望所有的妈妈都能得到丈夫体贴入微的疼爱和珍惜,得到家人的理解和支持,拥有充满阳光的幸福生活!

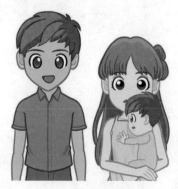

丈夫的体贴很重要

郑幼珍(广西壮族自治区江滨医院)

183

贯穿一生的护耳防聋

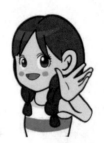

关注耳健康

有很多不良的习惯都会引起耳朵损伤,比如频繁掏耳、喜欢长时间使用耳机听音乐、总是待在嘈杂的环境中等,这些习惯都有可能引起不同程度的听力损失。

除了用耳习惯之外,疾病和药物也会引起耳聋。可导致耳聋的疾病包括外耳中耳病变导致的传导性耳聋,如耵聍栓塞、外耳道闭锁、急或慢性中耳炎、鼓膜外伤以及内耳、听神经及听觉中枢病变导致的感音神经性耳聋,如听神经瘤、突发性耳聋等。致聋药物包括庆大霉素、链霉素、卡那霉素、洁霉素、小诺米星、红霉素等多种氨基糖苷类抗生素。

如何预防耳聋

为了降低耳聋发生率以及耳聋对生活造成的影响,早期预防和早期干预工作尤为重要。

1. 先天性遗传耳聋的预防:先天耳聋的发病率约占中国聋人的50%,而遗传聋约占先天聋的85%,其大多数为常染色体隐性遗传。据研究显示,近亲婚育和先天遗传聋人婚育是并发遗传聋的主要因素。

2. 胎儿期防聋:听力保健的工作在妊娠期就应开始,母亲在怀孕期间应避免高危致聋因素如:腹部放射性照射、患病毒性感染等,一旦感染要及时进行治疗,用药时禁用耳毒性药物等,在胎儿期保护好宝宝的听力发育。

3. 新生儿期防聋:新生儿听力筛查可早期发现并干预,因此积极开展新生儿听力筛查尤为重要。所有新生儿都应在出院前接受听力筛查。初筛没通过,或初筛"可疑",甚至初筛已经通过但属于听力损失高危儿如重症监护病房患儿,需要在出生42天内进行听力复筛。"复筛"未通过的,需在3个月内进行听力诊断,一旦确诊应尽早进行听力干预(如配戴助听器、人工耳蜗)及相关康复工作。

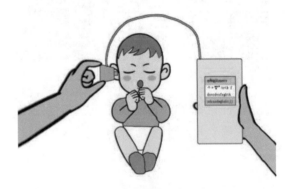

新生儿听力筛查

4. 日常保养及预防

一生中,各个时期都要注意以下几个保养要点。

(1)避噪音:长时间处在嘈杂的环境中会引起听觉疲劳,造成噪声性耳聋。我们在日常生活中要学会给自己的耳朵减压,缓解强声对耳朵造成的压力,如摘下耳机,或间隔20～30分钟离开嘈杂环境休息一下。如果工作所需,必须长时间暴露在嘈杂环境,可以选择佩戴防噪或降噪耳塞,尽可能减少损伤。

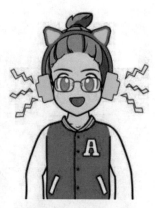

避免强声给耳朵造成伤害

（2）戒挖掏：耳屎在医学上称为耵聍，是耳道皮肤耵聍腺的正常分泌物结合皮屑等形成的，一般少量耵聍可以自行排出。掏耳容易损伤外耳道皮肤，把细菌带入外耳道，引起发炎，如果不慎造成鼓膜穿孔，易引起感染，患中耳炎，从而影响听力。如果实在忍不住了，建议用棉棒蘸酒精轻轻擦拭，但切记不要捅得太深。

（3）慎用药：尽量避免应用耳毒性药物。

耳聋的干预和康复

耳聋的干预除了常见的药物等医疗手段之外，"补偿"和"重建"也是重要的干预手段之一，这就离不开助听器和人工耳蜗。但是千万不要以为戴上了"小耳朵"就可以"听得清楚""说得明白"咯！尤其是对于"语前聋"的儿童，一定要及时进行听力言语康复，帮助儿童在语言习得关键期内不落后，最大程度减小听力损失对生活造成的影响，让他们更快、更好地融入主流社会。

"爱耳"从小做起，早期筛查，早期诊断，早期干预、早期康复，才能真正做到沟通无碍！

杨闪闪（上海交通大学医学院附属新华医院）

看图学会正确刷牙

早晚按时刷牙，每次2～3分钟，使用正确的刷牙方法——巴氏刷牙法，循序刷牙，勿要遗漏，每个区域刷30秒左右。

刷牙前：将牙刷对准牙齿与牙龈交接的地方，刷毛与牙齿呈45°使刷毛略呈圆弧。

刷牙时：刷前牙，上牙往下刷，下牙往上刷，牙刷轻微颤动清洁牙面。将牙刷竖起，清洁前牙内侧，轻轻颤动牙刷，清洁牙面。

刷后牙：2～3颗牙为一组，做短距离的水平运动，刷牙时小幅度水平震颤，里里外外都要刷。

刷后牙咬合面：同样2～3颗牙为一组，清洁咬合面。由于天然窝沟不易清洁，可稍用力一些刷。除了正确地刷牙以外，还要控制每日糖、碳酸饮料摄入量，儿童每日摄入糖建议不超过3茶匙；少喝碳酸饮料，多饮用白开水。多吃水果蔬菜，荤素搭配，均衡膳食！

一生健康，从口腔开始，牙齿美，微笑更美、心情更好、身体更棒！

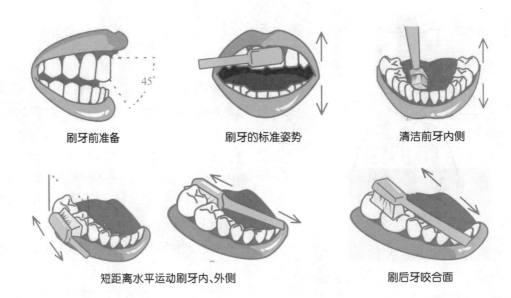

刷牙前准备　　　　刷牙的标准姿势　　　　清洁前牙内侧

短距离水平运动刷牙内、外侧　　　　　　刷后牙咬合面

唐国瑶、卢成辉、罗文海、朱志丹（上海交通大学医学院附属新华医院、桂林医学院附属口腔医院）

慢性唇炎的日常保养

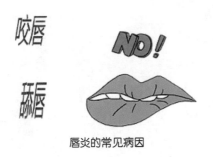

唇炎的常见病因

随着现代人们生活节奏的加快及生活环境的影响，唇炎的发病率越来越高，与此同时，唇炎是人们日常生活中最容易忽视的一种病，很多人出现唇炎，第一反应会想到是不是"上火"了？

其实不然，唇炎的发病原因很多，比如经常舔唇也是发病原因之一。舔唇虽然会使嘴唇得到唾液暂时的湿润，但不用多久唾液就会蒸发掉，还会把嘴唇表面原有的水分带走，形成越舔越干、越干越舔的恶性循环。水分严重流失时还会导致嘴唇开裂，引起疼痛、出血、结痂等。长期反复的唇炎，严重影响着患者的健康与生活，还会给患者的身心带来伤害。

认识唇炎

唇炎种类繁多，导致唇炎发生的原因也纷繁复杂，不同的诱发因素可能导致不同类型的唇炎。

平时生活中最常见的是慢性唇炎，它是一种慢性非特异性唇炎，上、下唇均可发病，但是下唇更常见，发病时也更严重，有反复发作、时轻时重的特点，一般秋冬干燥季节加重，可持续不愈。主要分为以下两型。

慢性脱屑性唇炎：主要表现为口唇干燥、皲

裂、脱屑。

慢性糜烂性唇炎：主要表现为唇红部反复糜烂、炎性渗出物形成黄色结痂，伴出血时可形成血痂。

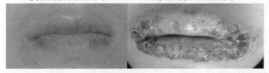

慢性脱屑性唇炎　　慢性糜烂性唇炎

慢性唇炎的两种分型

究竟哪些原因可能与唇炎发病有关呢？总结有以下几条。

1. 舔唇、咬唇、抿唇、手撕皮屑等不良唇习惯长期刺激。

2. 精神压力大、熬夜。

3. 饮食不均衡、缺乏 B 族维生素。

4. 烟酒刺激、辛辣食物刺激、感染（唇部干燥、皲裂、渗出、结痂）。

5. 药物过敏或嘴唇接触物过敏（如唇膏、口红、香水），表现为嘴唇严重肿胀，色泽偏白或偏淡红色，需使用抗过敏药物治疗（过敏性唇炎）。

6. 长期日光照射，嘴唇（特别是上嘴唇）发紫或发黑，并伴有脱屑（日光性唇炎）。

预防有方

了解了唇炎的发病原因，那么，生活中我们应该如何预防慢性唇炎的发生呢？如果发生了唇炎，如何居家护理呢？

1. 戒除舔唇、咬唇、抿唇、手撕皮屑等不良唇习惯。

2. 不使用劣质或含有薄荷等刺激成分的唇膏、口红和香水。

3. 注意避免过度风吹、日晒、寒冷，远离烟酒、辛辣食物等刺激，光化性唇炎是长期紫外线暴露引发的一种潜在恶性疾患，恶变率为 3.07%。

4. 注意休息，保证心情愉快。

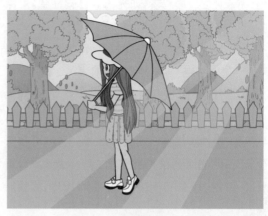

做好防晒

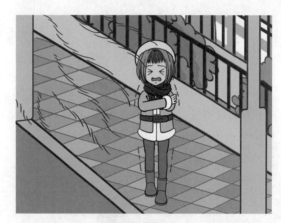

避免过度风吹

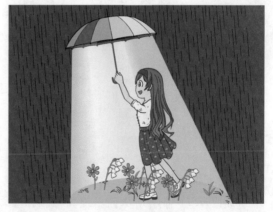

保持心情愉悦

5. 每日多喝水（2 000～2 500 毫升），补充水分。

6. 饮食清淡，荤素搭配平衡，多吃新鲜果蔬,增加 B 族维生素的摄取。

7. 轻度脱屑患者,如无明显自觉症状,可涂少量护唇膏。

8. 慢性脱屑性唇炎有脱屑、皲裂者,可用温水局部湿敷(4~8 层纱布,每日 1~2 次,每次 15~20 分钟)去除脱屑;也可在医生指导下,局部应用抗生素或激素类软膏(注意不可长期应用)。

9. 慢性糜烂性唇炎有渗出、痂皮者,可在医生指导下,先用药液局部湿敷(4~8 层纱布,每日 1~2 次,每次 15~20 分钟)去除痂皮,然后局部应用抗生素或激素类软膏(注意不可长期应用)。

10. 慢性唇炎居家护理得不到改善,或出现过敏性唇炎以及更为严重的症状时,需及时就医,切勿自行使用抗生素或激素药,需在医生指导下根据病情严重程度使用药物。

卢成辉、罗文海、卫婕、唐国瑶(上海交通大学医学院附属新华医院、桂林医学院附属口腔医院)

养成好嗓音的建议

日常生活中,可能很多人都有过这样的经历:长时间地连续发声、扯着嗓子大声叫喊、频繁清嗓……然而,大多数人没有意识到,以上这些行为,都可能导致一种疾病——嗓音障碍。

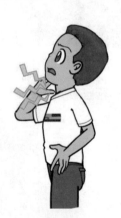

嗓音障碍

通俗来说,嗓音障碍是指嗓音的音量、音调、音质以及发声能力等方面出现异常,从而影响发声功能,无法满足日常生活和工作需要。

嗓音障碍按其形成原因主要可以分为功能性、器质性、神经性三类。功能性嗓音障碍患者无器质性病变,即身体结构上并没有明显变化,主要是由于一些外部的行为习惯而导致的发声障碍。

1. 音调异常:发声音调不当(过高/过低/变化幅度异常)、破音现象等。

2. 响度异常:响度的变化单一、响度变化异常、响度过低等。

3. 音质异常:声音嘶哑、毛糙;发声时带有气息声;有偶发性或持续性失声现象。

嗓音障碍的高发人群

1. 职业用嗓人群:如教师、销售人员、接线员、广播员、窗口服务人员等,由于长期过度用嗓,破坏咽喉部的温湿度,从而对声带黏膜造成不良影响。

2. 吸烟人群:香烟中的有害物质会一点点损害声带,使声带逐渐失去弹性,长期吸烟者更容易患有嗓音问题。

3. 情绪有剧烈波动或精神创伤人群:当情绪过分激动或遭受精神创伤时,有可能突然失音,出现精神或心理原因造成的嗓音障碍。

在滔滔不绝地高谈阔论、大声 K 歌宣泄自我、声嘶力竭地吵架后，你是否觉得自己的嗓子干涩难忍？长时间过度用嗓、时常大吼大叫、频繁用力清嗓、在剧烈运动时说话，喜好抽烟、喝酒，摄入过多咖啡因，喜好辛辣、油腻等刺激性食物等，都会破坏嗓音。

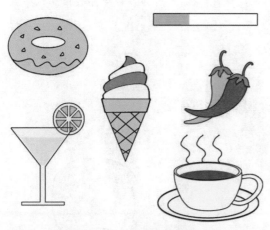

不要长期食用可能引起嗓音问题的食物

以上种种，往往只是日常生活中不经意的一个举动，但经过长时间的积累，很可能会成为引发嗓音障碍的"元凶"，影响人们的发声功能。

好嗓音养成的一些建议

1. 养成良好的用嗓习惯：说话时控制音调、音量，语气尽量轻柔，避免大吼大叫。

2. 避免长时间连续发声：持续发声后，应适当休息，喝点水滋润嗓子。

3. 避免大声喊叫、争吵：拒绝声嘶力竭地大吼大叫，尽量和和气气慢慢说。

4. 摆脱清嗓子的不良习惯：不要频繁地用力清嗓，嗓子不适时可以适当饮用温开水。

5. 减少烟、酒、咖啡因的摄入：此类物质对声带影响较大，应尽可能减少此类物质的摄入的量和频率。

6. 少吃辛辣、油腻等刺激性食物：此类食物对声带刺激过大，应尽量清淡饮食，多吃蔬菜水果。

7. 秋冬季节注意喉部的保暖：可以采用佩戴围巾、穿高领衣物的方式，保护嗓子免受寒风刺激。

8. 补充充足的水分：温开水对于声带有很好的滋润作用，应多喝水使喉部保持湿润状态。

9. 喉部不适时用毛巾热敷：用热毛巾包裹喉部促进其血液循环，可以起到一定的缓解作用。

10. 采用鼻子呼吸：鼻腔会对吸入空气进行加温、加湿、过滤尘埃，防止引起咽喉部干涩。

11. 保持充足的睡眠：规律的作息能使声带处于良好状态，使我们的发声更顺畅轻松，嗓音更明亮动听。

12. 肩颈部肌肉的放松训练：可采用双臂画圈运动、双肩耸立运动等，减少喉外肌群的紧张。

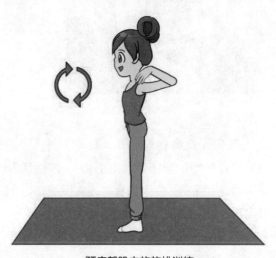

颈肩部肌肉的放松训练

常见误区

误区 1：喝牛奶或饮料能够滋润嗓子。

误区纠正：牛奶或其他糖分较高的饮料由

于液体较为黏稠,被饮下后会粘附在我们的声带上。如果这时发声,则会导致声带"超负荷运作",长时间如此则可能诱发嗓音问题。事实上,滋润嗓子,效果最佳的还是当属"万能法宝"——温开水。

误区2:拥有"烟嗓"很性感,希望通过抽烟、大喊等后天"训练"来获得。

误区纠正:这种想法非常不可取!天生的

"烟嗓"很性感,但这种所谓的后天"训练"而得到的"烟嗓"其实是声带出现问题而产生的"沙哑声",甚至可能引发声带器质性病变。切勿将生病声带发出的"哀嚎"当作性感,甚至刻意追求。

薄珏(华东师范大学教育学部康复科学系)

吞咽障碍的自测和居家训练

脑梗死后喝水就很容易呛,吃饼干也很难咽,得咽好几口

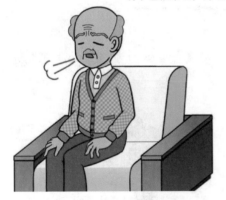

吞咽障碍的表现

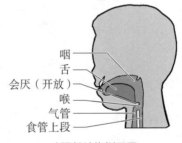

咽
舌
会厌（开放）
喉
气管
食管上段

头颈部结构侧面图

我们气管和食管的开口处有一个"岔路口",路口有两个"守卫战士",上面的是"会厌"。下面的是"声门"。会厌在食物进入咽喉部时翻转向下,盖住气管入口,并在吞咽结束后打开,使呼吸继续进行。声门在吞咽时关闭,呼吸暂停,在吞咽结束后打开。这两个"战士"共同守护着呼吸道。

如果会厌没能完全盖住喉口,且声门疏于守卫,没有严格把守门关,就会导致误吸。呛咳作为一种人体生理反射,扮演了"救兵"的角色——当食物误吸进气管,身体立即产生剧烈

的咳嗽,将异物排出气管。

但是,也有一些人发生误吸时没有"呛咳"这层保护,称为"隐性误吸"。有40%～70%的误吸是"沉默"的,死亡率很高。双侧大脑半球损伤、脑干损伤、单侧或双侧声带麻痹、气管切开术后、长期发热的人群,更需要加强关注吞咽状况并去医院检查是否存在隐性误吸。

肺炎与持续发热:吞咽障碍会伴随许多问题,其中,吸入性肺炎是最严重的并发症,约半数患者会发生吸入性肺炎。当食物误吸入气管,并进一步掉进肺中,无法通过咳嗽和气管纤毛的摆动排出,倘若这些食物再夹杂着口腔中的细菌,就非常容易造成吸入性肺炎。这也是为什么许多吞咽障碍人群都会出现持续发热、呼吸困难甚至窒息的原因。

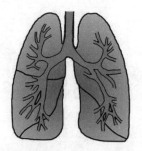

吸入性肺炎是最严重的并发症

吞咽梗阻与咽部残留：有些患者嘴里的食物咽下去了，但是咽部残留的食团仍然需要反复吞咽或送水吞服，尤其在吃饼干等较硬的食物时。造成这种现象的原因很多，较为常见的是舌头推送食物的力量不足、咽部迫使食物向下运行的肌肉，即咽肌力量不足。出现这种情况时，不少老年人认为是肌肉老化了，便没有及时就诊。其实绝不能掉以轻心，咽部的食物残留是十分危险的，易误吸到肺中，而通过科学专业的康复训练能够得到一定改善。

胃食管反流：正常情况下，胃的贲门部如同胃入口处的"守卫战士"，在没有食物进入胃时，贲门处于紧张状态，防止食物反流。但是当贲门部肌肉异常松弛时，食物和胃液等胃内容物就会从胃逆流而上，进入食管，甚至从喉部被误吸进入肺，造成反流性肺炎。

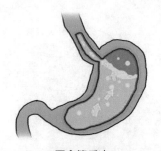

胃食管反流

吞咽障碍的自我初评

吞咽是指食物从口中进入，经过咽和食管进入胃的全过程。这个过程的任何一个环节出现问题，都可以称为吞咽障碍。在家中，我们可以先采用下面的《吞咽障碍简易筛查表》进行初步的自我评价。

吞咽障碍简易筛查表

问题	选项		
1. 有发热吗？	A 经常	B 偶尔	C 无
2. 有曾经诊断为肺炎吗？	A 经常	B 偶尔	C 无
3. 体重有减轻吗？	A 经常	B 偶尔	C 无
4. 觉得胸闷吗？	A 经常	B 偶尔	C 无
5. 与以前相比，有难以下咽吗？	A 经常	B 偶尔	C 无
6. 吃硬食物自觉有困难吗？	A 经常	B 偶尔	C 无
7. 有反复吐口水吗？	A 经常	B 偶尔	C 无
8. 进食时有哽咽感吗？	A 经常	B 偶尔	C 无
9. 进食有呛咳吗？	A 经常	B 偶尔	C 无
10. 喝水有呛咳吗？	A 经常	B 偶尔	C 无
11. 不进食有呛咳吗？	A 经常	B 偶尔	C 无
12. 有食物从口中溢出吗？	A 经常	B 偶尔	C 无
13. 进食时有呼吸困难吗？	A 经常	B 偶尔	C 无
14. 餐后口腔内有残留物吗？	A 经常	B 偶尔	C 无
15. 餐后说话声音有改变吗？	A 经常	B 偶尔	C 无
16. 进食后有呕吐、反流吗？	A 经常	B 偶尔	C 无

此外，回顾一下自己是否有以下病的病史。

神经系统类：脑卒中（尤其脑干部位）、脑外伤、痴呆、运动神经元病、重症肌无力、脑瘫、吉兰巴雷综合征、重症肌无力、颈5以上脊髓损伤、帕金森病。

头颈外科类：口腔、咽喉、食管等肿瘤；咽部创伤；口腔、咽喉、食管、颈椎等手术后气管切开及使用呼吸机。

结果解读：表格中任意一项为 A、多项为 B，即为高风险摄食-吞咽障碍者，需进一步诊断检查。同时患有以上所列疾病者，必须及时就医，并将自己的吞咽状况告诉医生。

居家训练

想要治疗吞咽障碍必须要了解病因，揪出"真凶"，才能无懈可击。接下来，为大家及绍几个居家就能完成的小妙招，来应对吞咽障碍。

1. 多锻炼吞咽器官

在家中，可以照着镜子做一些面部肌肉的锻炼，如鼓腮、咀嚼、闭唇等，还可以做一些舌肌锻炼，上下左右、旋转运动，用勺子下压舌头进行适当的抗阻训练。

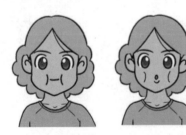

面部肌肉训练

2. 创造正确的进食环境

吃饭时，尽量选择坐位或半卧位的体位，卧

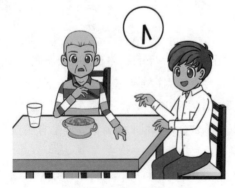

正确的进食环境

床的将床头抬高至少 30°。容易呛咳的患者，可以将头略前屈，集中注意力，不要急于说话、一心二用。时间控制在 10～30 分钟最好。

3. 注意口腔清洁

每次吃完东西后及时清理口腔，避免口腔内滋生细菌。如果有口腔不敏感、感觉较差，吃完食物后需立即检查患者口腔中是否有残留，立即进行漱口，防止误吸。

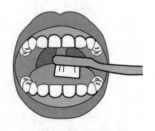

进食后及时清洁口腔

4. 选择合适食物

柔软的食物更易形成食团便于吞咽，可以将难以咽下的饼干、肉干等食物，替换成软食、切碎的食物，或者爽滑的糊状、蜂蜜状食物。对于单纯饮水呛咳的患者，可以通过添加增稠剂的方式将液体（果汁、牛奶、水等）增稠，减少误吸和呛咳的机会。对于有糖尿病的患者，注意要选择非淀粉类的增稠剂。

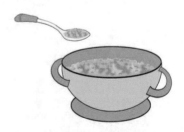

选择合适性状的食物

5. 调整食物在口中的位置

对于容易呛咳的患者，应将食物放在其舌头靠前的位置。而对于舌头运送食物的能力较差的患者，应将食物放在其舌头靠后的位置，这个方法需要在专业治疗师的指导下进行。

如果您为吞咽障碍高风险人群，千万不要掉以轻心，除练习居家康复外，还需前往医院专业评估与诊疗，切勿错过治疗的黄金期。不过，也无须过分焦虑，经验丰富的医生和治疗师会用专业的眼光和科学的手段还食物一条畅通无阻的路，为食物前进之路扫除障碍。

杨柳、潘齐(西安交通大学第一附属医院)

怎么喂吞咽障碍者吃饭

在日常工作中我们总能听到患者及家属这样说："我们病人在治疗室吃得特别好，回病房或回家吃饭就呛，东西易从口鼻流出。大夫，你说这是怎么回事?"带着这些问题，今天分享一些关于吞咽障碍后如何科学安全地进食的知识，主要从食物的选择、餐具的选择，以及喂食过程中一些体位的管理着手，为安全的"吃"保驾护航。

食物的选择及一口量

食物形态的选择遵循从易至难的原则，同时兼顾食物的色、香、味及温度。一般容易吞咽的食物具有以下特点：柔软、密度及性状均一；有适当的黏性、不易松散；易于咀嚼，通过咽及食道时不易变形；不易在黏膜上滞留等，例如：酸奶、果泥、米糊和鸡蛋羹等。最好不要选择松脆、需咀嚼的、流质的、带骨的、混合型质地的食物。

"一口量"即最适于吞咽的每次摄食入口量。对患者进行喂食时，如果一口量过多，食物将从口中漏出或引起咽残留导致误咽；过少，则会因刺激强度不够，难以诱发吞咽反射。一般正常人每口量：①稀液体(流质)5～20毫升；②果酱或布丁5～7毫升；③糊状食物3～5毫升；④肉团平均为2毫升。可以都先以少量尝试(1～4毫升)并酌情增加。

餐具的选择

根据吞咽功能的情况尽量选择羹面小，浅，柄长的匙羹，方便喂食。

抓握能力弱的患者可选用手柄粗的餐具，便于抓握稳妥。

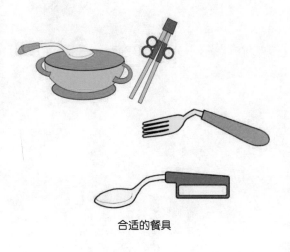

合适的餐具

喂食过程体位

1. 能坐起来的患者，尽量坐位下进食。

(1) 坐在有靠背的椅子上，面向适宜高度的餐桌，上身前倾，双足完全着地，是最理想的进食姿势，既能保持姿势稳定，也不会有误吸的危险。此外，因偏瘫导致左右平衡难以控制者可选用有扶手的椅子。

（2）从床上垂下双足保持坐位，也是合格的姿势，床边要准备适宜高度的桌子（坐位时与脐部同水平）。此外，为稳定身体必须足跟完全着地，调整床高度，以不使足跟悬空为宜。为防止和保护患者在坐位进食时向后倾倒，可在患者背后放上软垫或靠枕适当支撑患者背部。

2. 不能坐起来的患者，一般至少采用30°半卧位；头部稍前屈，健侧吞咽。需要他人喂食

者，应将患侧肩背部垫高，护理者于健侧喂食。禁忌平躺位进食。

3. 保持进食时环境安全、安静、轻松，避免分散患者注意力，避免进食时与其交谈。

进餐后

1. 保持姿势：进食后不能立即躺下，让患者保持舒适的坐位或半坐位休息30分钟。

2. 进餐后需进行清洁口腔和排痰，减少食物与唾液的误吸导致肺炎。吞咽与认知较好的患者可以漱口、刷牙或清洗义齿的方法来清洁；痰液较多的患者则可选用抽吸式牙刷来清洁。对于分泌物异常增多的患者，在进食前需清理分泌物。在进食过程中若分泌物影响吞咽，也需及时清理，以确保进食过程顺畅安全。

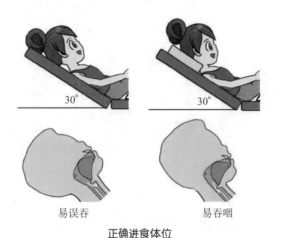

易误吞　　　　　易吞咽

正确进食体位

张盼盼、杨莉、牛强（延安大学附属医院）

鼻咽癌放疗后的"多动"训练

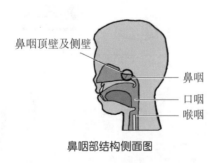

鼻咽顶壁及侧壁
鼻咽
口咽
喉咽

鼻咽部结构侧面图

鼻咽癌放射治疗会对吞咽功能产生影响。

1. **软组织纤维化**：颞颌关节周围的韧带和肌肉、颈部肌肉等软组织纤维化，出现张口、喉上抬受限，影响构音、咀嚼，吞咽时气道关闭不全引起误吸。

2. **对黏膜、唾液腺的直接损害**：射线对黏膜、唾液腺的直接损害，出现咽痛、口干、易出血等症状，造成患者自主进食的意愿减弱，进食后口腔和咽部的残留增加（尤其是固体食物）。

3. **对脑神经损害**：因后组脑神经（迷走、舌咽、副、舌下神经）的损害，出现吞咽相关肌肉（舌肌、软腭、咽喉部肌肉等）瘫痪、口腔及咽部感觉减退、食管上括约肌失迟缓，导致吞咽启动延迟、进食时间延长、吞咽费力、有异物感。

鼻咽癌放疗术后的吞咽障碍有迟发性，症状出现的时间和程度也有个体化差异。康复的介入越早越好！通过采取一定的康复治疗措

施,患者可以预防吞咽障碍的发生,或在出现吞咽障碍后,延缓吞咽功能的减退。

康复训练

1. 颈部软组织牵伸活动

颈部前后、左右、旋转活动,每个方向可用手牵伸到最大范围,动作缓慢柔和,维持 10 秒,全部完成如上锻炼算 1 组,每日 2 次,每次 10 组。

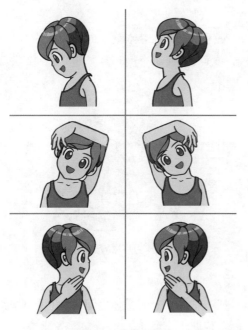

颈部软组织牵伸训练

2. 张口训练

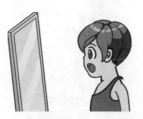

张口训练

面对镜子,张口到最大范围,维持 5 秒,闭合。每日 2 次,每次 15 组。或使用张口训练棒,放置于上下磨牙之间,维持 5 分钟(时间可根据自身的耐受程度适当延长)。

3. 刺激唾液分泌

咀嚼无蔗糖或木糖醇口香糖,每日 2 次,每次 15 分钟。按摩腮腺、颌下腺、下颌下腺的开口处(口腔上颌第二磨牙的颊黏膜处、口底部的舌下肉阜,左右各一),每日 2 次,每次 3 分钟。

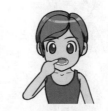

按摩舌下腺、下颌下腺开口处   按摩腮腺

4. 舌肌被动训练

使用吸舌器或徒手牵拉舌头做前、上、下、左、右方向的运动,活动到最大范围时维持 5 秒,训练应遵循循序渐进的原则,避免用力过猛造成舌肌损伤,全部完成如上锻炼算 1 组,每日 2 次,每次 10 组。

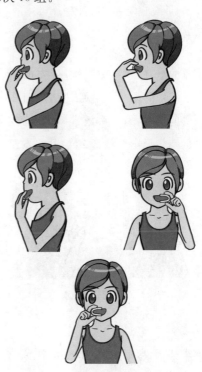

舌肌被动训练

5. 舌肌主动训练

舌前、上、下、左、右主动活动，每个活动方向维持 5 秒，全部完成如上锻炼算 1 组，每日 2 次，每次 10 组。

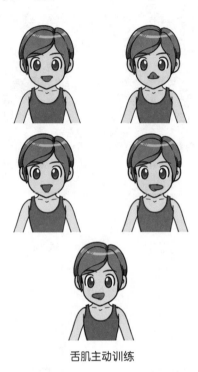

舌肌主动训练

6. 吸吮训练

棉签蘸水，放入口中吸吮，努力把棉签的水吸干。若有水的误吸，可换成吸管，训练内容为捏住吸管的一头，另一头放入口中吸吮，努力把吸管内的空气吸出。每日 2 次，每次 5 组。

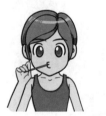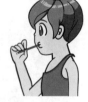

吸吮训练

7. 软腭活动训练

盛半杯水，吸管一头放入水中，鼻子吸气，嘴含吸管吹气，吹气时间维持在 5 秒以上，吹起的气泡大小、速度尽量保持均匀。若有鼻漏气，可捏着鼻子吹气。每日 2 次，每次 5 组。

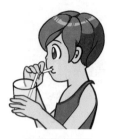

软腭活动训练

8. 软腭感觉刺激

使用冰棉签在悬雍垂上方快速左右来回刺激 3～5 回，来回 1 个循环算 1 组，每日 2 次，每次 5 组。

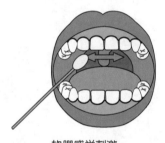

软腭感觉刺激

9. 咀嚼训练

把纱布放于上下磨牙之间，做咀嚼动作，左右侧交替训练。每日 2 次，每次 5 分钟。

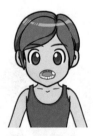

咀嚼训练

10. 头抬升训练

仰卧于床上，肩不能离开床面，尽量抬高头，看自己的脚趾，维持 10 秒。每日 2 次，每次 10 组。

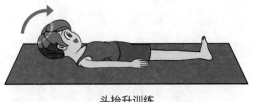

头抬升训练

健康宣教

平日戒烟戒酒，规律生活起居，劳逸结合，适当有氧运动，增强免疫力。建议患者亲属定期检查排除鼻咽癌隐患。

梁姗姗，戴远虹，许建文（广西医科大学第一附属医院）

压疮预防知多少

随着社会人口老龄化，压疮的发生呈现上升的趋势，是长期卧床者、久坐轮椅者以及老年人的常见问题。一旦发生压疮，不仅增加患者的痛苦、感染风险，延长住院时间，加重家庭负担，甚至还可能威胁到生命。

值得庆幸的是，大多数的压疮是可以预防的，就算是已经发生的压疮，绝大多数也是可以治愈的。下面我们来了解下压疮的预防与护理，掌握压疮的防护，降低发生率，促进愈合，减轻痛苦。

什么是压疮

压疮是由于身体局部组织长期受压，血液循环受到阻碍，局部持续性缺血、缺氧、营养不良而导致软组织溃烂和坏死。压疮也称压力性溃疡。

Ⅰ期：皮肤完整，骨性突出处压红，压力去除30分钟后皮肤发红仍不退。此期可通过翻身、受压处减压，来避免压疮进一步发展。

Ⅱ期：皮肤破损或出现水疱。此期注意减压，保持皮肤清洁，保护创面，防止感染发生。

Ⅲ期：皮肤破损，伤到脂肪层。此期注意减压，保护创面，定期换药，定期到医院就诊。

Ⅳ期：皮肤破损，组织坏死或损害到达骨骼、肌肉或肌腱组织。此时治疗较困难，除加强翻身，减压措施外，需定期换药，定期到医院就诊。

特别提醒：对于深度压疮必须尽早去医院就诊，进行伤口处理，延误时间将使伤口治疗难度增加，错过治疗时机。

哪些人、哪些部位容易发生压疮

压疮的易患人群包括以下几类。

（1）老年人或肥胖者；

（2）瘦弱、营养不良、贫血和糖尿病患者；

（3）意识不清和服用镇静剂患者；

（4）瘫痪、水肿、发热或疼痛患者；

（5）大小便失禁患者；

（6）因医疗护理措施（如制动、石膏固定、约束具、手术、牵引等）而活动受限者。

压疮可以发生在身体受压的各个部位，多数发生于髋、臀、足部等骨骼隆突处。

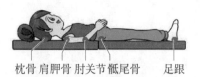

枕骨 肩胛骨 肘关节 骶尾骨　足跟

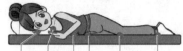

耳部 肩部 肋骨 大转子 膝关节 外踝

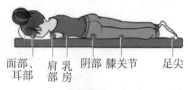

面部、　肩 乳　阴部 膝关节　足尖
耳部　部 房

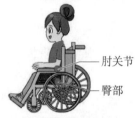

肘关节

臀部

压疮的好发部位

压力、摩擦力、剪切力、潮湿、大小便刺激局部皮肤、各种固定性的治疗或护理保护措施使用不当,可诱发压疮。

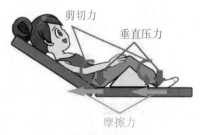

剪切力=压力+摩擦力

剪切力

垂直压力

摩擦力

造成压疮的外在原因

压疮能预防吗

"预防压疮发生"被一致认为是最经济的压疮护理手段。那么如何来预防压疮的发生呢?

压疮的预防主要在于消除可能导致压疮的原因。照顾患者时要做到"五勤",即勤翻身、勤擦洗、勤按摩、勤整理、勤更换。

1. 体位的摆放与变换

合理摆放压疮高危患者体位,协助患者适时变换体位,避免骨性突出部位长时间受压是预防压疮的必要措施。一般每2小时翻身一次,侧卧位使用30°体位垫或枕头支撑,病情危重不宜翻身者,应每1～2小时用软垫或减压垫垫于其肩胛、腰骶、足跟等骨性突出部位,减轻受压部位的压力,避免拖、拉、推等动作。

2. 支撑面的应用

通过增加与人体的接触面,或改变支撑面与身体的接触位置及持续时间,降低皮肤接触面的压力,预防压疮。体位摆放稳妥后,可在身体与床铺间的空隙处垫软枕、海绵垫等,也可使用气垫褥、水褥、翻身垫、减压贴、轮椅坐垫等,减轻骨性突出部位的压力,使承重面增加,受力均匀,避免局部长期受压。

3. 加强皮肤的护理

通过减少压力、摩擦力、剪切力,避免皮肤潮湿或过度干燥等来减少皮肤损害。如大小便失禁的患者及时清洗,清洁皮肤后给予润肤霜;保持床单的清洁、干燥、平整、无皱褶;正确摆放置管,预防管道压迫;经常用湿热的毛巾按摩压疮好发部位,以促进血液循环,预防压疮的发生。

4. 增进营养的摄入

对于压疮高危患者给予高蛋白、高维生素、高热量的饮食,保持健康均衡的饮食和适当液体的摄入量,保证足够营养的摄入。

5. 患者及家属健康教育

指导患者及家属了解压疮防护目的与方法,指导翻身、肢体活动及防护用品的应用等。

赵丽丽(河北省唐山市截瘫疗养院)

经济高效的辅具创新

作业治疗是康复医学的重要组成部分,是一门多彩而充满创造力的专业学科,主要体现在丰富而有趣的治疗方法,其中辅具的应用是作业治疗师常用干预方法之一,它对于改善、补偿、替代人体功能,提高老年人自理能力及功能障碍人士的生活质量有着独特的作用。一款适用的辅具可以更快、更好地帮助患者回归家庭和社会,一次次辅具的创新更是可以点亮康复希望之光。

辅具的创新并非是作业治疗师的专属,康复的效果强调患者及家属共同参与,在国家大力倡导辅具创新的大背景下,鼓励患者及家属在作业治疗师的指导下参与辅具的制作与创新。通过个性化的康复宣教帮助其理解正确的作业治疗理念,同时针对性地使用日常生活中的工具进行训练,包括毛巾、纸板、筷子、勺子、桌椅等,充分地利用、改良它们,甚至创造出新的训练工具,以经济、实用的方式来提升康复疗效。

各类常见辅具

1. 进食类

(1)叉子、勺子、筷子类:手柄加长、加粗、弯曲、配置"C"形手柄或万能袖带、上端加装弹簧的筷子等;

勺子、筷子进食类辅具

(2)碟盘、碗和杯子类:碟挡、带负压吸盘的碗、带"C"把或"T"把的杯子、带吸口的杯子等。

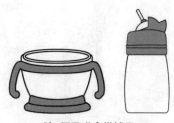

碗、杯子进食类辅具

2. 穿衣类

系扣器、拉锁环、穿衣自助具、穿袜自助具、穿鞋自助具等。

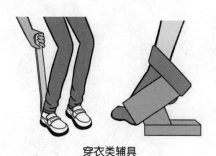

穿衣类辅具

3. 梳洗修饰类

长柄且可弯曲的梳子、长柄镜子、多功能指甲刀、带"C"手柄的电动剃须刀、带负压吸盘的毛刷等。

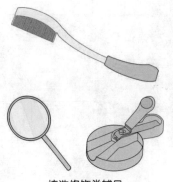

梳洗修饰类辅具

4. 如厕、入浴类

加高的马桶坐垫、长柄刷、坐便椅、防滑垫等。

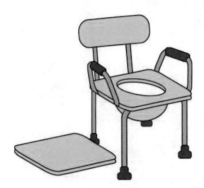

如厕、入浴类辅具

5. 其他类型

转移板、绳梯、取物自助具、握笔器、开瓶盖器等。

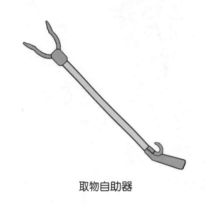

取物自助器

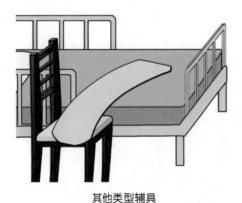

其他类型辅具

家属和患者自制或改良辅具的案例

1. 辅助伸腕、伸指：一名偏瘫患者在使用一种成品矫形器后感觉佩戴步骤繁琐，且手部皮肤受压明显，难以忍受。经过作业治疗师的线上指导后，家属使用泡沫板为该患者自制了简易辅具，患者使用后反馈良好。

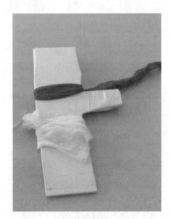

自制辅助伸腕、伸指辅具

2. 弯曲勺子、加粗把手：一名四肢瘫患者迫切期望独立吃东西，与作业治疗师沟通后，家属使用一长勺子进行改造。弯曲的勺子便于将食物送进嘴巴，把手端用绳子捆绑纸板以便能抓稳勺子，用比较经济、简便的方式实现了独立吃饭。

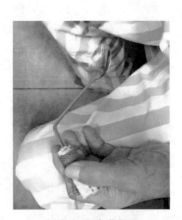

加粗把手，弯曲勺子

作业治疗师发明创造的部分辅具
（均已获得国家专利）

1. 自主卧坐转移训练带：针对截瘫患者和部分四肢瘫患者而设计，目的是帮助该类型患者独立进行体位变换，解决其转移困难和平衡稳定性差的难题。

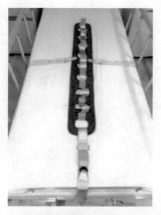

自主卧坐转移训练带

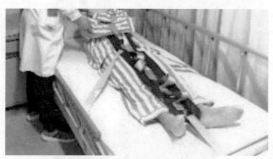

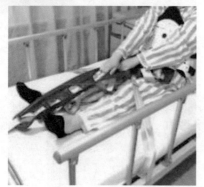

自主卧坐转移训练带示范

2. 偏瘫上肢良肢位摆放与训练装置：针对偏瘫患者常见的异常姿势问题而设计，如过度肩内收、内旋、肘屈曲、前臂旋前等，较好地提升治疗效果。

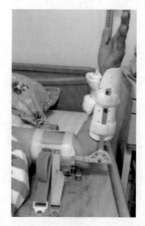

偏瘫上肢良肢位摆放与训练装置

3. 上肢多维度持续被动活动训练器：针对上肢活动障碍者而设计，尤其适用于骨伤、偏瘫、四肢瘫患者，该辅具配有电动驱动装置，有效地防止关节僵硬。

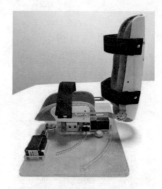

上肢多维度持续被动活动训练器

及时、正确的辅具应用对于预防并发症、加快肢体功能恢复和提高独立生活能力非常重要，以患者为中心，医-患-家属三位一体模式下的辅具创新更为未来的康复发展增添动力。

黄浪、许建文（广西医科大学第一附属医院）

图书在版编目（CIP）数据

0～100岁家庭康复百科 / 杜青主编. -- 上海 : 上
海科学技术出版社，2022.10
ISBN 978-7-5478-5856-1

Ⅰ．①0⋯ Ⅱ．①杜⋯ Ⅲ．①康复医学－普及读物
Ⅳ．①R49-49

中国版本图书馆CIP数据核字(2022)第161771号

0～100 岁家庭康复百科

顾问/方国恩　牛恩喜

主审/陈立典　彭明强

主编/杜　青

上海世纪出版(集团)有限公司 出版、发行
上 海 科 学 技 术 出 版 社
(上海市闵行区号景路 159 弄 A 座 9F‑10F)
邮政编码 201101　www. sstp. cn
上海光扬印务有限公司 印刷
开本 787×1092　1/16　印张 13
字数：250 千字
2022 年 10 月第 1 版　2022 年 10 月第 1 次印刷
ISBN 978‑7‑5478‑5856‑1/R・2592
定价：68.00 元

本书如有缺页、错装或坏损等严重质量问题，请向工厂联系调换